Estimado lector:

Cuando pandemias mortales (como la gripe española de 1918 y actualmente COVID-19) azotan el mundo, muchas personas se sienten impotentes ante ellas. Se ha probado medidas como: máscaras, vacunas, distanciamiento social, cuarentena y más, con diversos grados de éxito. Sin embargo, las enfermedades infecciosas avanzan, a menudo con trágicos resultados. Este "caldero de infecciones" más reciente ha llevado a muchos a preguntarse, "¿qué puedo hacer para mejorar mis probabilidades de hacer frente a un virus, cuando este amenaza al mundo?"

Si bien todos reconocemos que:

- El escenario de salud de cada persona es diferente, ya que algunas personas, por ejemplo, debido a ciertos factores de riesgo, son más susceptibles ante una enfermedad, y
- No existen garantías en esta vida (por ejemplo, alguien puede evadir con éxito una enfermedad infecciosa, pero podría morir en un accidente de tránsito).

Sin embargo, ¡existen buenas noticias, e incluso motivos de esperanza! Si bien no podemos controlar todo lo que nos puede acontecer en esta vida, implementar una serie de cambios puede potenciar la capacidad de mejorar el funcionamiento del sistema inmunológico. Cada día de nuestra vida, algunas de las decisiones que tomamos, podrían tener un profundo impacto en la capacidad de su cuerpo para combatir las enfermedades. Para aquellos que ya han sido afectados, se ha demostrado que incluso una perspectiva positiva puede ser beneficiosa.

Muchas de las mejores estrategias para fortalecer inmunológico, lo constituyen algunos remedios, probados y verificados a través de décadas y que sin embargo han sido olvidados. Otros, tratamientos de vanguardia basados en evidencia que reciben un respaldo cada vez mayor por parte de la investigación científica.

"Pero estoy vacunado", dicen algunos, "Eso es suficiente" o "Tengo inmunidad natural, ya que pude superar la infección de la última cepa". La realidad es que, ante la mutación de virus y patógenos, y las emergentes enfermedades infecciosas, se necesita más de una estrategia para evitar las amenazas inminentes para la salud. Cada uno de nosotros necesita todo el armamento que podamos reunir en nuestro arsenal de estimulación inmunológica.

Independientemente del estado de vacunación, los sistemas de creencias personales o los desafíos de salud individuales, cada persona en este planeta, puede beneficiarse al implementar una serie de pasos simples pero poderosos, que ayuden a desarrollar un sistema inmunológico más fuerte.

En nuestro libro LOS DESTRUCTORES DE PANDEMIA, describimos 22 estrategias fáciles y simples para estimular el sistema inmunológico y que cualquiera puede practicar en su propia casa.

Ese libro fue organizado con el propósito de:

- Mostrar con el ejemplo, que algunos remedios simples han tenido éxito en la lucha contra las pandemias en tiempos pasados (incluida la gripe española),
- Proporcionar información de manera rápida y organizada de tal modo que pueda ser beneficio para el mayor número de lectores, y,
- Concluir con información increíblemente importante sobre cómo la fe, la esperanza, una perspectiva optimista de la vida e incluso la risa, pueden mejorar drásticamente el funcionamiento del sistema inmunológico.

En Contraste, el Libro de trabajo está organizado teniendo en mente una clase como entorno, con Destructores de Pandemias como libro de texto. Las hojas de trabajo, los cuadros y las ilustraciones están diseñados para ayudar a los lectores a aplicar lo aprendido de manera práctica. Es nuestra sincera esperanza que este libro de trabajo le ayude a implementar estrategias simples pero poderosas que tienen el potencial de estimular el sistema inmunológico, teniendo así un impacto más profundo y positivo en su salud personal.

Por una vida más saludable,

Dr. Eddie Ramírez
Cari Haus

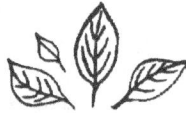

HEALTHWHYS
LIFESTYLE MEDICINE

Este libro contiene las opiniones e ideas de sus autores. Su objetivo es proporcionar información general útil sobre los temas que aborda. De ninguna manera busca reemplazar el consejo médico u otros profesionales médicos en función de las condiciones, síntomas o inquietudes individuales del lector. Si el lector necesita información personal médica, de salud, dietética, de ejercicio u otra asistencia o consejo, debe consultar a un médico competente y/u otros profesionales de la salud calificados. El autor y el editor renuncian específicamente a toda responsabilidad por lesiones, daños o pérdidas que el lector pueda sufrir como consecuencia directa o indirecta de seguir cualquier dirección o sugerencia dada en este libro o participar en cualquier programa descrito en este libro.

TAREAS DE LOS CAPÍTULOS:

1: Estudia historia o serás eliminado

2: Ve a la cama. Encuentra el poder sanador del descanso

LO QUE APRENDERÁS:

Al final de esta sesión, tendrá una mejor comprensión de:

Capítulo 1:
* **Los Remedios para detener virus que tuvieron más éxito frente a la más letal pandemia en los tiempos modernos (la gripe española de 1918).**
* **¿Por qué las tasas de mortalidad en algunos hospitales eran mucho más bajas que en otros durante esta moderna Pandemia?**
* **Una introducción a los remedios que funcionaron "en ese entonces" y por qué podían ayudarnos hoy.**

Capítulo 2:
* **La relación crítica entre el sueño y el funcionamiento del sistema inmunológico**
* **El impacto de la interrupción de las rutinas laborales durante la reciente pandemia y los ritmos circadianos (y por qué eso importa)**
* **La fuerte conexión entre los hábitos de sueño y la depresión, el insomnio y otros problemas de salud.**
* **Consejos sencillos y fáciles de seguir para mejorar sus hábitos de sueño y así también, la eficacia de la respuesta del sistema inmunitario ante las diversas amenazas de enfermedades, como la influenza, los coronavirus y sus variantes**

Secciones adicionales:
* **Por qué importa la gripe española**
* **La Conexión entre el Sistema Inmunológico y el Sueño**

Hojas de trabajo:
* **Opción múltiple.**
* **¿Falso o Verdadero?**
* **Lista de Correspondencia sobre la mortalidad**
* **Escala de autoevaluación**
* **Pasos que puede tomar**
* **Plan de acción**
* **Otros puntos para recordar**

Que enseñanza nos dejó la gripe española

Justo antes del desayuno del 4 de marzo de 1918, el soldado Albert Gitchell se presentó en el Hospital del Ejército de los Estados Unidos en Fort Riley, Kansas con síntomas parecidos a los de un resfriado. Al mediodía, más de un centenar de sus compañeros de milicia habían experimentado un malestar similar. Ahora se sabe que la fiebre, los dolores de cabeza y los dolores de garganta descritos por estos militares cuando ingresaban al hospital del ejército son algunos de los primeros casos de la altamente letal "gripe española" que asoló gran parte del mundo durante ese año.[1]

La pandemia más mortífera de la historia reciente, la Gripe Española infectó al menos a un tercio de la población mundial.[2] Las estimaciones del número total de muertos, que originalmente era de alrededor de 20 millones de personas, ahora se consideran ridículamente bajas según la mayoría de estimaciones. A medida que han salido a la luz nuevos registros históricos, el recuento de muertes se ha disparado a entre 50 y 100 millones de personas.[3] Para poner las cosas en perspectiva, la gripe española mató a más soldados durante la Primera Guerra Mundial que el mismo combate.[4]

A diferencia de la gripe estacional (que es probable que afecte más a ancianos o personas vulnerables), la gripe española fue más letal para los jóvenes en su mejor etapa. El noventa y nueve por ciento de las víctimas de la gripe española tenían 65 años o menos; muchos estaban solo entre los veinte y treinta años de edad.[5] Algunas localidades (como el estado de Alaska, donde murió el 50 % de los residentes adultos) se vieron particularmente afectadas.[6]

En el punto más alto del brote, más del 25 % de los pacientes en un hospital de Filadelfia morían cada noche, muchos sin ver a una enfermera o un médico.[7] Las morgues (algunas de las cuales manejaban 10 veces su capacidad normal) estaban desbordadas. Los sepultureros, que a menudo contrajeron la gripe, no podían seguir al día con las solicitudes de entierros. Los ataúdes y los funerarios también escasearon.[8]

Las exigencias de la época de guerra habían dado lugar a que muchos médicos fueran llamados al servicio militar. La escasez de enfermeras era aún más grave. Como sobrepasaron su capacidad de atención, el personal médico disponible comenzó a enfermarse. Como resultado, la atención al paciente se deterioró rápidamente.[9] Para reponer la demanda de médicos, algunos estados tomaron medidas creativas, incluso desesperadas. Se adelantó el calendario de exámenes y graduaciones de la escuela de medicina, y se autorizó a algunos dentistas a trabajar como médicos.[10]

Los intentos de terapia para las víctimas de la gripe llevadas a los hospitales fueron descritos como "intentos inútiles". En el entorno hospitalario estándar, había pocos tratamientos efectivos para los infectados. En una era en la que se carecía de vacunas o medicamentos efectivos, la opinión de la medicina moderna era y sigue siendo que, en el caso de la gripe española, había poco que los médicos podían hacer por sus pacientes.[11]

Si bien gran parte de la historia registrada de la gripe española detalla sus horrores y altas tasas de mortalidad, junto con la incapacidad de la medicina para salvar a los enfermos, había hospitales donde el virus mortal fue combatido con un éxito realmente asombroso. Muchos de los hospitales con los programas de tratamiento más efectivos se conocían como sanatorios. Con un protocolo que incluía cambios en el estilo de vida y remedios naturales, estos sanatorios experimentaron tasas de mortalidad extremadamente bajas en comparación con lo que ocurría en el resto del mundo.[12] La mayoría de estos sanatorios estaban dirigidos por los adventistas del séptimo día (como el famoso Sanatorio de Battle Creek, dirigido por el Dr. John Harvey Kellogg). Con su peculiar perspectiva acerca de la salud, forman parte del mismo núcleo de personas que conforman la denominada America"s Blue Zone™ o Zona Azul Americana en Loma Linda, California. (Estar en una Zona Azul™ significa que, debido a sus prácticas saludables de estilo de vida, viven en promedio una década más que los estadounidenses en general).[13]

La Conexión entre el Sistema Inmunológico y el Sueño

Parecía una idea maravillosa. Peter Tripp, un exitoso DJ neoyorquino en la década de 1950, recaudaría dinero para March of Dimes (una fundación infantil) estableciendo un nuevo récord mundial. ¿Cuál era su plan? Transmitir desde el interior de una cabina de vidrio en Times Square durante 201 horas seguidas. Durante extraordinaria velada, Tripp estaría supervisado por personal médico. El público también podía participar libremente.

Al comienzo Tripp en aquella "pecera" gigante, estaba de buen humor. Sin embargo, el buen humor no le duraría mucho.

Al tercer día, no solo estaba alucinando, sino que maldecía a los que estaban cerca, convencido de que tenía arañas en sus zapatos, se los quitó para comprobarlo. En el transcurso del maratón de insomnio, la cual completó hasta el final, Tripp pasó de alucinaciones y paranoia a un estado de completa psicosis.

Cuando todo terminó, Tripp tomó 13 horas de sueño muy necesario, luego declaró que aquel desgaste, no le había afectado. Sin embargo, su familia y amigos no estaban tan seguros. Dijeron que Tripp era un hombre diferente, y parecían tener la razón. Después de esta proeza, Tripp comenzó a pensar que era un impostor de sí mismo, una opinión que mantuvo durante bastante tiempo. No mucho después, perdió tanto su trabajo como su matrimonio. Después de varios intentos fallidos de establecerse nuevamente como una personalidad de la radio, Tripp finalmente terminó su carrera como un vendedor ambulante. Se volvió a casar, pero lamentablemente, se divorció tres veces.[14]

La historia de Peter Tripp es solo una de muchas que enfatizan el impacto del sueño, o la falta del mismo, en el cuerpo humano. Con demasiada frecuencia, personas bien intencionadas que pierden el sueño terminan en situaciones difíciles. Es un hecho bien conocido que varios accidentes famosos (como el de Chernobyl y el Exxon Valdez) estuvieron relacionados con la falta de sueño.[15]

Lo que es poco conocido es el papel muy importante que juega el sueño para estimular el sistema inmunológico. En los últimos años se ha arrojado más luz sobre este tema. A medida que los investigadores han profundizado cada vez más en la ciencia del sueño, la fuerte conexión entre dormir lo suficiente y el funcionamiento del sistema inmunológico se ha vuelto cada vez más clara.[16]

La conexión con el sistema inmunológico

Resulta que su sistema inmunológico y sus patrones de sueño tienen una relación circular de "causa y efecto". Cuando está tratando de combatir una infección, su respuesta inmunológica (como secreción nasal, dolor de cabeza o fiebre) puede dificultarle el sueño.

En el otro lado de la moneda, las dificultades para dormir, como el insomnio o la apnea del sueño, debilitan el sistema inmunológico, lo que hace que sea más probable contraer el virus.[17] Si se enferma, la falta de sueño también puede prolongar su tiempo de recuperación.[18]

Para tener la mejor respuesta del sistema inmunitario y protegerse de amenazas como el COVID-19, el cuerpo debe estar lo suficientemente saludable no solo para detectar amenazas, sino también para luchar contra ellas. Como se analiza en Los Destructores de Pandemia, el sueño es una de las herramientas más importantes para ayudar al cuerpo a mantener el nivel de salud que tanto necesita.

Mientras duermes...

Al igual que un padre de familia su cuerpo tiene mucho que hacer y cuenta con poco tiempo, así que lo que tiene que hacer lo tiene que hacer rápidamente. Hay mucho que hacer: limpiar, reparar, recoger y sí, incluso descansar mientras duermes. Muchas de esas "tareas" corporales contribuyen no solo a una persona más saludable, sino también a un sistema inmunológico más fuerte. La cantidad y la calidad de su sueño afectarán en gran medida su capacidad no solo para combatir el último virus, sino también para protegerse de sus "hermanas malvadas" que también pueden llamar a su puerta.

Los investigadores han encontrado que ciertas defensas corporales se aceleran mientras dormimos.[19] Por ejemplo, el cuerpo produce más citoquinas por la noche.[20] Ya sea que esté enfermo, lesionado o simplemente tratando de combatir una infección, esta respuesta inflamatoria relacionada con las citoquinas fortalece el cuerpo y lo ayuda a sanar.[21]

Los científicos también han descubierto que dormir fortalece la "memoria" del sistema inmunológico, ayudándolo a reconocer y combatir mejor a los organismos patógenos.[22]

El hecho de que su actividad muscular y respiratoria disminuya mientras duerme le da a las defensas del cuerpo más energía para realizar el "mantenimiento" necesario. El adecuado sueño nocturno ayuda a reducir el impacto de las reacciones alérgicas, e incluso pueden ayudar a su cuerpo a tener una respuesta más eficiente a las vacunas.[24, 25] El sueño también le permite a su cuerpo producir más melatonina, que a su vez no solo ayuda a dormir más, sino que funciona para reducir el estrés inflamatorio.[26]

Consecuencias de la privación del sueño

Perderse el tan necesario sueño resulta en una amplia gama de consecuencias dañinas para la salud de su cuerpo. Mientras que dormir bien mejora la respuesta del sistema inmunitario, la falta de sueño tiene exactamente el efecto contrario, haciéndole más vulnerable a enfermarse.

Además de las enfermedades a corto plazo, los investigadores han relacionado los malos hábitos de sueño con enfermedades crónicas como la diabetes y las enfermedades cardíacas.[27] Estas enfermedades se han relacionado, a su vez, con un mayor riesgo a desarrollar un caso grave de COVID-19.

Individuos que duermen menos de 6 a 7 horas por noche También muestran un alto riesgo de contraer una infección.[28]

Las buenas noticias sobre el sueño

Si descubre que le falta este importante refuerzo inmunológico en su vida, "tenga la seguridad" de que al tomar algunos pasos simples pero positivos, puede mejorar significativamente la calidad de su sueño y con ello, las defensas de su cuerpo contra las amenazas de virus y patógenos.

"En el libro del doctor una buena carcajada y un largo sueño son los mejores remedios".

SESIÓN 1 / Hoja de trabajo
Opción múltiple

Después de revisar las asignaciones de los capítulos, encierre en un círculo la(s) respuesta(s) correcta(s) para cada una de las

1. Acerca de las pandemias mortales:
a. Nunca sucedieron antes de COVID-19
b. Cobraron muchas vidas a lo largo de la historia de este mundo
c. A veces inclinaron la balanza a favor del poder político
d. Solo impactó una ciudad a la vez

2. La gripe española de 1918:
a. Mató a más soldados que el propio combate durante la Primera Guerra Mundial.
b. Se originó en España
c. Es conocida como la pandemia más letal de la historia moderna
d. Fue más letal para las personas mayores.

3. Durante la Primera Guerra Mundial, los soldados enfermos tratados en hospitales al aire libre tenían:
a. Ataques regulares de diarrea
b. Alta tasa de mortalidad para los tratados en interiores
c. Baja tasa de mortalidad para los tratados en interiores
d. Alto riesgo de hipotermia.

4. Los sanatorios imitaron las mejores características de los hospitales al aire libre mediante el uso de:
a. Techos altos
b. Doble turno para todos los médicos y enfermeras
c. Aire fresco y buena ventilación
d. Grandes ventanales que dejaba entrar la luz del sol

5. Los enfermos de Gripe Española que fueron trasladados afuera a la luz del sol en los días agradables:
a. Murieron muy rápido
b. Agregaron las quemaduras solares a su lista de enfermedades.
c. A menudo mostraron una mejora notable en tan solo un día.
d. No toleraron cada minuto en que fueron expuestos al sol

6. Los sanatorios (y seminarios) que trataron a las víctimas de la gripe española con tanto éxito, alimentaron a sus pacientes con:
a. Helado en cada comida
b. El plan de Weight Watchers™
c. Una dieta sencilla basada en plantas
d. Tocino y huevos para tener más fuerza

7. Cuando está dormido, su cuerpo:
a. Aumenta la producción de interferón
b. Cambia a alta velocidad y "limpia la casa"
c. Fortalece su sistema inmunológico
d. Todo lo anterior.

8. Una interrupción en el ritmo circadiano del cuerpo:
a. Afecta la regulación de cada célula del cuerpo
b. Interrumpe la digestión, la respuesta inmunológica y el sueño
c. Ambos de los anteriores
D. Ninguna de las anteriores

9. Los resultados de la pérdida de sueño incluye:
a. Bajo rendimiento y tiempo de reacción más lento
b. Mejor rendimiento y tiempo de reacción más rápido
c. Disminución del funcionamiento del sistema inmunológico
d. Mayor riesgo de diabetes, enfermedades cardíacas y obesidad.

10. Personas que duermen menos de 7 horas por noche:
a. Corre un mayor riesgo de infección
b. Tienen más probabilidades de morir prematuramente
c. Corren un mayor riesgo de depresión
d. Todas las anteriores

11. Los mejores hábitos de sueño se han relacionado con:
a. Mejora del funcionamiento del sistema inmunitario
b. Mejora de la memoria y mayor capacidad de atención
c. Éxito en la arena política
d. Menos estrés y una vida más feliz

12. Cuando duerme, las dos fases principales del sueño (REM y no REM) trabajan juntas para:
a. Acelerar el proceso digestivo
b. Despertar la creatividad al encontrar vínculos no reconocidos entre los hechos
c. Aumentar las habilidades personales de afrontamiento
d. Crear nueva médula ósea

¿Verdadero o Falso?

Encierre en un círculo la respuesta correcta de Verdadero o Falso para cada una de las siguientes afirmaciones:

1.	Los hospitales militares al aire libre tuvieron más éxito en el tratamiento de la gripe española que sus contrapartes en interiores y bajo techo.	Cierto	Falso
2.	Una buena hidratación (por ejemplo, beber mucha agua) fue una parte importante del régimen de tratamiento en los sanatorios que trataron la gripe española con tanto éxito.	Cierto	Falso
3.	Los músculos del cuerpo y las actividades respiratorias se ralentizan mientrasduerme, lo que le da tiempo al cuerpo para realizar el mantenimiento necesario.	Cierto	Falso
4.	El hecho de que el "reloj maestro" del cuerpo (ritmo circadiano) esté "fuera de control" no tiene un impacto real en la salud o la función del sistema inmunológico.	Cierto	Falso
5.	La melatonina, que se crea cuando el cuerpo duerme, ayuda a estimular el sistema inmunológico al reducir la inflamación en el cuerpo.	Cierto	Falso
6.	Las órdenes de quedarse en casa y trabajar desde casa no tienen nada que ver con el ritmo circadiano.	Cierto	Falso
7.	Cuanto mejor duermas, más fuerte será tu sistema inmunológico.	Cierto	Falso
8.	Cuanto más fuerte sea tu sistema inmunológico, mejor dormirás	Cierto	Falso
9.	El insomnio y la depresión no están relacionados en absoluto.	Cierto	Falso
10.	Solo el 10% de la población mundial tiene un trastorno del sueño.	Cierto	Falso

Lista de correspondencia acerca de la mortalidad.

If you lived in 1918 and came down with the Spanish Flu, your odds of a speedy demise varied greatly depending on where you were taken. Draw lines to match the appropriate mortality rate to each of the medical treatment options below:

HOSPITAL GENERAL	**1.3%**
SANATORIO	**6-7%**
HOSPITAL MILITAR AL AIRE LIBRE	**13-40%**

SESIÓN 1/ Hoja de trabajo
ESCALA DE AUTOEVALUACIÓN

INSTRUCCIONES: Encierre en un círculo la respuesta que más le convenga.

	😀	😐	🙁	😢
Cuando siento que podría tener una infección, normalmente:	Actúo rápidamente	Tomo acción cautelosamente	Me mantengo alerta	Lo ignoro
La cantidad de sueño reparador que normalmente tomo es:	7 a más horas todas las noches	6 horas todas las noches	5 horas todas las noches	Menos de 4 horas
Al tratar de combatir un virus, normalmente:	¡Guardo cama inmediatamente!	Trato de descansar más	Reduzco la velocidad un poco	Continuo con la misma intensidad
He usado algún tipo de calor o hidroterapia para matar gérmenes en el pasado:	Siempre	Frecuentemente	A veces	Nunca
Salgo a la calle y respiro aire puro y fresco:	Todo el tiempo	Bastante	de vez en cuando	Casi nunca
Las áreas interiores donde paso la mayor parte del tiempo tienen abundante aire limpio y fresco:	Siempre	La mayoría del tiempo	A veces	Para nada
Salgo y disfruto del sol:	Frecuentemente	No tanto como debería	A veces	¡realmente no!
Bebo mucha agua pura y fresca:	Siempre	La mayoría del tiempo	A veces	¡Ese es mi Talón de Aquiles!
Mi dieta habitual es:	Simple y fácil de digerir	Simple la mayor parte del tiempo	Oscila entre buena y mala	Difícil de digerir

8

Revisa tus respuestas en la sección anterior. ¿Hay algún paso simple y/o inmediato que pueda tomar para mejorar en alguna de estas áreas? Si es así, enumérelos a continuación:

Pasos que puedo tomar:

1 _____

_____

_____

2 _____

_____

_____

_____

3 _____

_____

_____

_____

4 _____

_____

_____

_____

5 _____

_____

_____

_____

Plan de acción

Revise el "Plan de acción" de los capítulos 1 y 2 como se resume a continuación. Ponga una marca de verificación junto a los que está listo para trabajar:

- ○ Encuentre formas de obtener más aire fresco en el hogar y en el trabajo, póngalas en acción y haga lo mismo con la luz del sol.
- ○ Considere su estrategia normal cuando trate de luchar contra una infección. Si las terapias de descanso y no farmacológicas no han ocupado un lugar destacado en su lista en el pasado, haga un plan con anticipación para probar algunas de estas cosas nuevas.
- ○ Obtenga lo que necesite y téngalo a mano para cualquier terapia que planee probar. Si el sueño no es una prioridad en su vida, elabore e implemente un plan para cambiar esto.
- ○ Compare sus propios hábitos de sueño con los buenos y malos hábitos discutidos en el Capítulo 2. Diseñe e implemente un plan para mejorar su sueño.
- ○ Considere y anote qué beneficios para la salud puede obtener al dormir más y mejor. ¡Use esto como su motivación!

Otros puntos para recordar

¿Hay otros puntos que le gustaría recordar de los capítulos tratados en ¿esta sesión? Si es así, escríbelos aquí:

_____

_____

_____

_____

_____

_____

_____

_____

_____

_____

TAREAS DE LECTURA:

Capítulo 3: Deja correr la fiebre. Algunas veces es justo lo que necesitas

Capítulo 4: Baño y vapor desintoxicante. El increíble poder sanador del agua

LO QUE APRENDERÁS:

Al final de esta sesión, tendrá una mejor comprensión de:

Capítulo 3:

- Los 7 beneficios de dejar que la fiebre siga su curso
- Cómo se usaron las fiebres como "medicina" a lo largo de la historia
- Lo que su cuerpo realmente está tratando de lograr al "aumentar" el calor
- Razones por las que podría querer aumentar artificialmente la temperatura de su cuerpo, además de 5 formas de hacer esto
- 4 problemas creados al bajar la fiebre con medicamentos
- Maneras naturales de bajar la fiebre
- Terapia de fiebre (hipertermia) como un tratamiento prometedor contra el cáncer

Capítulo 4:

- Por qué a los finlandeses (y otros escandinavos) les gustan tanto las saunas
- Los muchos beneficios curativos de la terapia de agua (hidroterapia) aplicada por dentro y por fuera
- Por qué los baños de hielo y las "zambullidas polares" han sido tan populares durante la pandemia
- 5 formas económicas y fáciles de hacer hidroterapia en casa
- Por qué una buena hidratación es tan clave para la salud en general

Secciones Adicionales:

- Cuando un extraño dio órdenes médicas
- Un nuevo estudio destaca el tratamiento del agua como un aliado potencial en la lucha contra el COVID-19

Hojas de trabajo:

- opción múltiple
- ¿Verdadero o Falso?
- Datos sobre la fiebre
- Escala de autoevaluación
- Pasos que puede tomar
- Plan de acción
- Otros puntos para recordar

Cuando un Extraño Dio Órdenes Médicas

En medio de la epidemia de gripe española, Pastor Malcolm Mackintosh pasó por la habitación de una mujer de mediana edad muy enferma que estaba en el hospital. La enfermera a cargo fue estaba simplemente tirando de una cortina alrededor de la cama de la paciente cuando el pastor pasaba.

"¿Qué sucede?" indagó el pastor.

"Esta señora se está muriendo", respondió la enfermera. "Muy pronto estaré corriendo la cortina para ese de allá también", dijo, señalando a un paciente cercano que también luchaba con la enfermedad . "¿Dónde está el médico?" preguntó el pastor.

"¿Qué médico?" respondió la enfermera con escepticismo. "Cada doctor en este lugar tiene tantos pacientes que ni siquiera puede dormir lo suficiente.

No se puede encontrar ningún médico, en ninguna parte. Desearía saber qué que hacer."

El pastor Mackintosh miró al paciente casi sin vida que yacía ahí en la cama la cual realmente estaba a punto de morir. Luego hizo algo que quizá no se podría hacer en nuestro mundo moderno. "Tráeme seis mantas", le dijo a la enfermera. Cuando llegaron las mantas, el pastor las tendió todas sobre una cama cercana, excepto una. La última manta se sumergió en agua hirviendo, luego la colocó encima de las demás y la dejó enfriar solo un poco.

Con la ayuda de otros dos hombres, levantó a la paciente y la puso sobre la cama cubierta con la manta. Como paso final, la envolvió en las mantas como si estuviera en un capullo.

"Déjela allí por un par de horas", instruyó a la enfermera.

"Luego haz exactamente lo mismo otra vez y déjala "asarse" por dos horas más".

La enfermera hizo exactamente lo que le dijo y, ante el asombro de casi todos, la mujer enferma no sólo revivió, sino que estaba lo suficientemente bien como para irse a casa en pocos días![29]

¿"Asar" al paciente?

¿Cuál fue el tratamiento que recomendó el pastor Mackintosh cuando le dijo a la enfermera que dejara que el paciente se "asara" durante unas horas?

Simplemente estaba recomendando que se usara el calor, que él sabía, crearía una fiebre artificial. La combinación de humedad con calor, como era bien sabido en los sanatorios de aquellos días, hacía que el tratamiento fuera mucho más poderoso.[30] El pastor Mackintosh había aprendido a hacer tratamientos de hidroterapia años antes en un sanatorio en Colorado. Allí, uno de los médicos, al notar su apariencia enfermiza, se ofreció para que sus estudiantes de hidroterapia se "entrenen" en el buen pastor. Luego, el pastor Mackintosh tomó notas sobre los tratamientos que había recibido y aprendió a hacerlos él mismo.

Está bien documentado que prácticamente todos los animales desarrollan fiebre naturalmente cada vez que comienzan a enfermarse.[31] Esta respuesta ocurre porque les brinda una mejor oportunidad de vencer la enfermedad que están combatiendo. Del mismo modo, cuando un virus llama a su puerta, la fiebre suele ser el remedio que usted necesita.

Beneficios de la fiebre

La fiebre realiza tres funciones básicas para el organismo:

- Incrementa el calor del cuerpo lo suficiente como para que los organismos invasores no puedan sobrevivir
- Acelera el metabolismo del cuerpo (lo que permite que el cuerpo destruya los patógenos más rápido) y
- Estimula el sistema inmunológico.[32]

Incrementando el calor

En sus esfuerzos por elevar su temperatura, el cuerpo depende de varios mecanismos generadores de calor para ayudar a combatir la infección. Uno de ellos es la vasoconstricción.

La vasoconstricción conserva la sangre para los órganos vitales limitando el flujo de sangre hacia la piel. Esto es lo que hace que una persona palidezca cuando tiene fiebre.[33] La piloerección (cuando el bello de una persona se eriza) es otra estrategia que emplea el cuerpo en sus esfuerzos por producir calor.[34] Otros procesos en la protección del cuerpo, los cuales se activan cuando comienza la fiebre, incluyen el incremento en:

- La Tasa metabólica (que a su vez acelera las funciones celulares)[35]
- La Producción de anticuerpos (los anticuerpos son células entrenadas específicamente para combatir cualquier cosa que invada el cuerpo).[36]
- Producción de glóbulos blancos (otra forma de aumentar aumentar los esfuerzos para combatir el error)[37]
- Producción de interferón. (El interferón es una sustancia anticancerígena y antiviral natural que obtuvo su nombre por "interferir" con la propagación de los invasores de las células sanas).[38]

Como resultado de toda esta actividad útil, la fiebre puede afectar la replicación de muchas bacterias y virus. Durante el siglo XIX y principios del XX, muchos sanatorios dependían de la hidroterapia como una forma de combatir las enfermedades, elevando artificialmente la temperatura corporal. En los últimos años, un número cada vez mayor de personas está reconociendo el valor de este tratamiento simple para ayudar al cuerpo a evitar enfermedades.

NOTE: **Si bien la creación de una fiebre artificial suele ser muy beneficiosa, existen algunos pacientes (como bebés y ancianos) para los que podría no ser tan buena idea.**

Un Nuevo estudio destaca el tratamiento del agua como
un aliado potencial en la lucha contra el COVID-19

NOTE: Esta sección es un extracto de un comunicado de prensa que informa sobre un estudio escrito por el Dr. Ramírez sobre los beneficios potenciales de la hidroterapia (y hidrotermoterapia) en la guerra contra el COVID-19.

En un nuevo estudio, investigadores documentaron cómo una forma de tratamiento por medio del agua, conocido como hidroterapia, puede mejorar significativamente la respuesta del sistema inmunológico en la lucha contra el COVID-19. Los científicos, dirigidos por el Dr. Francisco (Eddie) Ramírez, creen que la hidroterapia tiene implicaciones importantes como opción de tratamiento durante la pandemia.

Aunque el 80% de los casos de COVID-19 son de naturaleza leve, aproximadamente El 20% de los pacientes presentan síntomas que son marcadamente más grave. Este 20% también se enfrenta a un mayor riesgo de muerte. En los últimos meses, se ha vuelto cada vez más claro que una reacción exagerada del sistema inmunitario es un factor principal que impacta sobre la gravedad de la enfermedad.[39]

En un nuevo estudio publicado en The Journal of Medical Hypotheses, el Dr. Ramírez y sus colegas proponen que un sistema inmunitario más saludable, mejorado por el tratamiento a través del agua, puede reducir el riesgo de complicaciones asociadas con el COVID-19 y/o minimizarlas.[40] Sus hallazgos se basan en estudios previos que detallan cómo la hidroterapia fortalece el sistema inmunológico.

Saunas finlandesas frente al COVID-19

El hábito de tomar un baño sauna una o dos veces por semana está muy extendido y practicado en los países nórdicos, incluso en medio de restricciones relacionadas con el COVID. Sin embargo, el uso de la hidroterapia como modalidad curativa no se ha restringido a Finlandia. En Japón, el tradicional Sento (baño público) y Mushi Buro (baño de armario) todavía se usan ampliamente. El Baño Turco (hammam), el mesoamericano Temazcal y las cabañas de sudor de los nativos americanos son ejemplos de hidrotermoterapia, relacionados con beneficios para la salud, que todavía se practican ampliamente en ciertas culturas en la actualidad. Los tratamientos de agua también se han practicado en India, con evidencias de baños de vapor en ese país que datan de varios miles de años.

Económico y Accesible

"Uno de los aspectos más alentadores del tratamiento de hidroterapia", señala el Dr. Ramírez, "es que los recursos necesarios están fácilmente disponibles en todo el mundo. Las herramientas básicas y esenciales son simples: agua, una forma de calentar el agua y toallas. Eso es suficiente para comenzar con una intervención de hidroterapia que puede salvarle la vida.

Si bien la hidroterapia no debería ser la única estrategia para prevenir o tratar el COVID, puede complementar fuertemente muchas otras intervenciones".

Lecciones de la pandemia de 1918 (Virus H1N1)

Durante la pandemia de gripe española de 1918, una red de centros de salud conocidos como "sanatorios" trató la gripe utilizando intervenciones basadas en evidencia que incluían hidroterapia. Durante esa pandemia, la mortalidad en los hospitales públicos osciló entre 13 y 40%. En los hospitales militares, donde se disponía de mejores modalidades de tratamiento, la tasa de mortalidad seguía siendo del 6,7%. Ninguno de estos proveedores de tratamiento estaba usando hidroterapia. Por el contrario, en los sanatorios donde se utilizó la hidroterapia, las tasas de mortalidad oscilaron entre el 1,3 % (para pacientes hospitalizados) y el 3,8 % (para pacientes ambulatorios). Esta diferencia significativa en los resultados, de cuando se usó hidroterapia, merece renovada atención a la luz de la pandemia actual.[41]

La investigación continúa

Además de una revisión de la literatura que documenta cómo la hidroterapia estimula el sistema inmunológico, el Dr. Ramírez y sus colegas también participan en un ensayo clínico práctico.

"El ensayo clínico es la segunda parte de este estudio", confirma el Dr. Ramírez. "En este ensayo, un grupo de pacientes hospitalizados con COVID-19 en California han sido tratados con hidroterapia. Luego se analiza la respuesta de estos pacientes mediante el uso de varios análisis de sangre. Los resultados preliminares son muy alentadores, ya que ni un solo paciente tratado con hidroterapia experimentó síntomas graves de COVID-19. Como resultado, se evitaron las hospitalizaciones."[42]

SESIÓN 2 / Hoja de trabajo
Opción múltiple

Después de revisar las asignaciones de los capítulos, encierre en un círculo la(s) respuesta(s) correcta(s) para cada una de las las preguntas a continuación. (Nota: algunas preguntas tienen más de una respuesta correcta).

1. El calor de la fiebre en el cuerpo:
- **a.** Hace que sea mucho más difícil que los gérmenes sobrevivan
- **b.** Aumenta los glóbulos blancos, los anticuerpos y la producción de interferón
- **c.** Es la forma natural de combatir una infección.
- **d.** Todo lo anterior

2. Dejar que la fiebre corra puede:
- **a.** Alargar el tiempo de una enfermedad
- **b.** Acortar el tiempo de una enfermedad
- **c.** Resultar en dolor abdominal extremo
- **d.** Hacer que el paciente sea más infeccioso para los demás.

3. Históricamente, los médicos notaron que la fiebre podría tener un efecto beneficioso sobre las Siguientes condiciones:
- **a.** Epilepsia
- **b.** Depresion
- **c.** Locura
- **d.** Todas las anteriores.

4. La vasoconstricción es el mecanismo de defensa corporal que:
- **a.** Restringe el flujo de sangre a la piel
- **b.** Envía más flujo de sangre a la piel
- **c.** Conserva el flujo sanguíneo de los órganos vitales
- **d.** Hace que una persona enferma se vea pálida

5. Terapia de fiebre artificial:
- **a.** Estimula el sistema inmunológico
- **b.** Mejora la circulación sanguínea
- **c.** Ayuda a eliminar toxinas
- **d.** Promueve un mejor y más profundo sueño.

6. Los medicamentos para la fiebre no son ideales como tratamiento porque ellos:
- **a.** Enmascaran los síntomas de la enfermedad sin tratar la causa subyacente
- **b.** Hacen que la enfermedad sea más contagiosa para los demás.
- **c.** Puede alargar el tiempo de enfermedad
- **d.** Todo lo anterior

7. Cuando la fiebre es muy alta y no se puede bajar por medios naturales, el enfermo debe:
- **a.** Aceptar el desafío "Cubo de hielo"
- **b.** Sumergirse en un jacuzzi
- **c.** Beber más limonada
- **d.** Buscar atención médica inmediata

8. La hipertermia es:
- **a.** Una condición peligrosa causada por la sobreexposición a humedad y el friod
- **b.** Un tratamiento prometedor que mata las células cancerosas.
- **c.** Un estado de sudoración profusa (hiper) en un día muy caluroso.
- **d.** No recomendado bajo ninguna circunstancia.

9. El pueblo finlandés:
- **a.** Poseen más saunas per cápita que cualquier otra cultura
- **b.** Hacen muchas cosas importantes en saunas (incluido, entre otros, nacer y negociar tratados políticos)
- **c.** Ven el sauna como la "farmacia de los pobres", capaz de curar muchos males
- **d.** Todo lo anterior

10. Personas que toman menos de 7 horas de sueño por noche:
- **a.** Corren un mayor riesgo de infección
- **b.** Tienen más probabilidades de morir prematuramente
- **c.** Corren un mayor riesgo de depresión
- **d.** Todas las anteriores

11. Los beneficios de la hidroterapia incluyen:
- **a.** Mejora de la circulación sanguínea y el funcionamiento del sistema inmunológico.
- **b.** Es un calmante para los músculos adoloridos y un alivio del dolor en general
- **c.** Desintoxica y acelera el metabolismo
- **d.** Incrementa la capacidad de comer más alimentos en menos tiempo.

12. Investigadores en los Países Bajos han descubierto que "la zambullida de oso polar":
- **a.** Desencadena cambios importantes en los niveles de oxígeno y CO_2 que son beneficiosos para el funcionamiento del sistema inmunológico
- **b.** Son muy efectivos como castigo para disuadir los hurtos menores
- **c.** Envía una descarga de adrenalina al cuerpo que inhibe la respuesta inflamatoria.
- **d.** Solo son útiles cuando se realizan en un frío lago nórdico

¿Verdadero o Falso?

Encierre en un círculo la respuesta correcta de Verdadero o Falso para cada una de las siguientes afirmaciones:

1.	El alto calor y la baja humedad en un tratamiento típico de hidroterapia hacen que los vasos sanguíneos se dilaten, lo que mejora la función cardíaca.	Verdadero	Falso
2.	Para beneficiarse verdaderamente de la hidroterapia, debe poseer o al menos tener acceso a un costoso sauna.	Cierto	Falso
3.	Las duchas de agua fría y caliente son una forma de hidroterapia económica, altamente disponible y, a menudo, efectiva.	Cierto	Falso
4.	Se ha descubierto que el calor húmedo penetra el cuerpo 27 veces más eficazmente que el seco.	Cierto	Falso
5.	El tratamiento de choque de hidroterapia de contraste (caliente a frío) debe ser evitado por personas frágiles, ancianas o que sufran problemas cardíacos o arritmia.	Cierto	Falso
6.	Las órdenes de quedarse en casa y trabajar desde casa no tienen nada que ver con el ritmo circadiano.	Cierto	Falso
7.	Una cámara frigorífica (u otra habitación muy fría) es un lugar ideal para hacer hidroterapia.	Cierto	Falso
8.	Beber agua tibia mejora la circulación sanguínea al descomponer los depósitos de grasa en la sangre.	Cierto	Falso
9.	Beber agua tibia por la mañana obstruye el sistema.	Cierto	Falso
10.	Las temperaturas corporales altas y bajas son peligrosas.	Cierto	Falso

Datos sobre la fiebre

Haga coincidir los rangos de fiebre con la acción que debe tomar para cada uno:

Baja Temperatura	¡Es hora de reducir la velocidad y descansar un poco!
Temperatura Normal	¡Es hora de hacerse un chequeo con el doctor
Fiebre ligera	¡Llama una ambulancia! ¡Es hora de ir a sala de emergencias!
Fiebre Moderada	¡Descansa mucho! Trate de bajar la temperatura por medios naturales. Si no puede bajarlo dentro de las 24 horas, busque ayuda médica.
Fiebre alta	Tómese un descanso en serio. Mantenga en observación su temperatura. Si continúa durante tres días o más, busque ayuda médica.
Fiebre muy alta	Estás normal, o al menos tu temperatura lo está.

ESCALA DE AUTOEVALUACIÓN

INSTRUCCIONES: Encierre en un círculo la respuesta que más le convenga.

	😊	😐	🙁	😢
Cada vez que empiezo a tener fiebre, yo:	Descanso y bebo mucha agua	Reduzco un poco la velocidad de mis actividades	Voy a toda velocidad en mi rutina diaria	Tomo medicamentos de venta libre de inmediato
Si yo o alguien bajo mi cuidado comienza a tener fiebre, entonces:	Cuento con todo lo necesario para poner un plan en marcha	Tengo un buen plan a seguir, pero no tengo todo lo necesario para ponerlo en marcha	Pongo en acción un plan "sobre la marcha"	No tengo idea de qué hacer
Cuando trato de combatir una infección, automáticamente pienso en:	Métodos de Hidroterapia	Tratar de no infectar a otros	¿Qué medicamento de venta libre podría ayudarme?	Cómo llegar a una clínica lo antes posible
Tengo algún tipo de hidroterapia disponible en mi casa y sé cómo usarla:	¡Por supuesto!	Estoy trabajando en ello...	No me he hecho aun esa pregunta	¡Defi nitivamente no!
Conozco algunas formas naturales de bajar la fiebre:	¡Sí!	quizás	¿De que estas hablando?	¿Por qué querría hacerlo?
Bebo algunos vasos de agua tibia todas las mañanas poco después de despertarme:	Siempre	La mayoría del tiempo	a veces	No.
El color de mi orina suele ser transparente, indicando que estoy bien hidratado:	Siempre	La mayoría del tiempo	A veces	Nunca
Beber agua es parte importante de mi rutina diaria:	Siempre	La mayoría del tiempo	A veces	¡No exactamente!
Cuando combato una infección, una de las primeras cosas que hago es dejarde comer azúcar:	¡Absol utamente!	A veces	No tanto como debería	Sinceramente no

Revisa tus respuestas en la sección anterior. ¿Hay algún paso simple y/o inmediato que pueda tomar para mejorar en alguna de estas áreas? Si es así, enumérelos a continuación:

Pasos que puedo tomar:

1 _____

_____

_____

_____

2 _____

_____

_____

_____

3 _____

_____

_____

_____

4 _____

_____

_____

_____

5 _____

_____

_____

_____

SESIÓN 2 / Hoja de trabajo de la
Plan de acción

Revise el "Plan de acción" de los capítulos 5 y 6 como se resume a continuación. Ponga una marca de verificación junto a los que está listo para trabajar:

○ La próxima vez que empiece a tener fiebre, pensaré dos veces antes de tomar medicamentos de venta libre.

○ Me Familiarizaré con formas no farmacológicas de bajar la fiebre y tendré a mano los suministros necesarios

○ Consideraré formas en las que puedo elevar la temperatura de mi cuerpo para combatir una infección y tendré a mano los suministros necesarios.

○ Miraré alrededor de mi casa y tomaré nota de lo que podría usarse para aplicar el tratamiento de hidroterapia y haré un plan sobre cómo lo usaría.

○ Realizaré una "prueba" de tratamiento de hidroterapia de mi elección. Para estimular el sistema inmunológico y mejorar la salud en general, consideraré participar en este tratamiento con regularidad, ya sea que esté enfermo o no.

○ Consideraré cuánta agua estoy (o no) bebiendo. Si no estoy bebiendo lo suficiente, pensaré en implementar algunos "micro hábitos" que me ayudarán a beber más agua, como parte de mi rutina diaria.

Otros puntos para recordar

¿Hay otros puntos que le gustaría recordar de los capítulos tratados en esta sesión? Si es así, escríbelos aquí:

_____

_____

_____

_____

_____

_____

_____

_____

_____

TAREAS DE LECTURA:

Capítulo 5: Respira para sanar El secreto del baño de bosque

Capítulo 6: Guarda tu nariz: y todo el tracto respiratorio

LO QUE APRENDERÁS:

Al final de esta sesión, tendrá una mejor comprensión de:

Capítulo 5:

- Qué es un "baño de bosque", por qué es tan popular en Japón y cómo hacerlo
- Propiedades especiales de ciertos árboles, que promueven la salud y cómo puede beneficiarse de ellas Los
- superpoderes estimulantes del sistema inmunológico del aire puro y fresco
- Cómo los iones negativos promueven la salud y la forma más fácil de respirar un poco mejor todos los días

Capítulo 6:

- papeEl rol principal de la nariz y el tracto respiratorio en el crecimiento y propagación de virus e infecciones. (incluyendo COVID-19)
- El papel de su función olfativa en la degustación y cómo eso está conectado con las papilas gustativas en sus pulmones
- Los peligros de respirar constantemente por la boca
- Cómo funcionan sus pulmones para blindar y proteger su cuerpo
- La conexión GERD (Enfermedad por Reflujo Gastrointestinal) y la enfermedad pulmonar
- Los mejores consejos para el cuidado de los pulmones

Secciones Adicionales:

- La conexión entre la nariz y el cerebro
- Cómo la postura afecta la respiración y la salud en general

Hojas de trabajo:

- Opción múltiple
- ¿Verdadero o Falso?
- Estadísticas para recordar
- Escala de autoevaluación
- Pasos que puede tomar
- Plan de acción
- Otros puntos para recordar

La conexión nariz-cerebro

Algunas de las personas afectadas por la variante COVID Delta, no así las afectadas por la variante Omicron, han pronunciado palabras como "mi sentido del olfato no funciona" con demasiada frecuencia.[43] Para muchos, la pérdida del olfato ha sido un inconveniente pasajero. Para otros, el tener el "olfateador" discapacitado se ha prolongado mucho más allá de otros síntomas.[44] Además de los que han perdido el sentido del olfato a causa de la COVID, hay quienes no pueden oler muy bien debido a la congestión de los senos paranasales u otras dificultades.

Muchas personas consideran que perder el sentido del olfato es bastante inconveniente. Ser incapaz de "oler las rosas" les quita algo de alegría a sus vidas. Pero, ¿el sentido del olfato realmente importa o afecta la salud? ¡Los investigadores dicen que sí!

Estudios recientes han resaltado una fuerte conexión entre la salud mental y la capacidad de una persona puede oler. En un estudio, los investigadores revisaron los "olfateadores" de más de 2900 adultos de 57 a 85 años para ver qué tan bien podían detectar cinco olores diferentes: pescado, cuero, menta, naranja y rosa.

Cuando los científicos dieron seguimiento a los participantes del estudio cinco años después, encontraron que aquellos que no pudieron identificar al menos cuatro de los cinco olores en la prueba inicial tenían más del doble de probabilidades de desarrollar demencia.[45]

En otro estudio, los investigadores encontraron que cuanto menor sea nuestra capacidad de oler una naranja, mayores son las probabilidades de tener demencia.[46] El deterioro de la función cerebral relacionado con la pérdida del olfato probablemente esté relacionado con la estrecha conexión que existe entre las glándulas olfativas y las funciones cerebrales centrales, como la emoción, la memoria y el placer. Además de la demencia, un microbioma nasal no tan óptimo, se ha relacionado con el desarrollo de asma y otros problemas de salud.[47]

Por qué su nariz está en riesgo

Al igual que la boca y el intestino, la nariz tiene una colección de bacterias y otros microbios propios. Cuando no está adecuadamente protegida, su nariz puede (simplemente "sentarse allí" y tomar muestras de aire) proporciona un camino directo al cerebro para detectar sustancias nocivas. A pesar de los peligros de estar "allá afuera", la nariz sigue siendo la mejor manera de respirar. Los investigadores han descubierto que inhalar por la nariz no solo estimula el cerebro, sino que también aumenta la memoria.[48]

El microbioma nasal, al igual que los otros microbiomas de su cuerpo, es crucial para la salud en general.[49] Esto significa que debe estar atento a los microbios "malos" que podrían estar en su nariz tal como lo haría en la boca, el intestino u otras áreas del cuerpo que alberga un microbioma. Los investigadores han descubierto que los microbios enemigos, una vez en la nariz, pueden escalar hacia el nervio olfativo. A medida que avanzan más en el cuerpo (y más cerca del cerebro), estos "chicos malos" desencadenan la inflamación y, con ella, la demencia.[50] Además, los científicos han descubierto que las personas con más bacterias buenas en las fosas nasales tienen un menor riesgo de ciertos problemas respiratorios. Se descubrió que el Lactobacillus (una bacteria que tiene propiedades antimicrobianas y antiinflamatorias es unas 10 veces más abundante en la nariz de personas sanas que en aquellas con inflamación crónica nasal y de senos.[51]

Los investigadores creen que las buenas bacterias en la nariz promueven el funcionamiento del sistema inmunológico proporcionando una barrera contra los invasores, combatiendo los patógenos, reduciendo la inflamación y equilibrando las cosas en general. Se necesitan más estudios, pero estos posibles mecanismos sugieren que un microbioma nasal sano puede actuar como primera línea de defensa ante:

- Los virus antes de que se afiancen en el cuerpo
- Evitar las bacterias que podrían conducir a infecciones de los senos paranasales, y
- Proteger contra la inhalación de polen, moho y otros alérgenos.

Los factores que tienen un impacto negativo en el microbioma nasal incluyen el tabaquismo, el uso excesivo de antibióticos y la mala salud intestinal.[52]

Cómo fortalecer su microbioma nasal

No existe una varita mágica para mejorar la salud de su microbioma nasal. Sin embargo, hay algunos pasos de protección que puede tomar:

- Pruebe un aerosol nasal probiótico, que puede ayudar a equilibrar el microbioma de tu nariz.[53]
- Evite los antibióticos (que idealmente se recetarían siguiendo pautas basadas en evidencia después de tomar un cultivo).
- Evite fumar y respirar el humo de segunda mano.[54]

Buenas noticias para la recuperación

Para los que perdieron el olfato por el COVID-19, hay algunas buenas noticias. Los investigadores han descubierto que, en la mayoría de los casos de coronavirus, fue la inflamación del nervio olfativo lo que provocó la pérdida del olfato. En lugar de sufrir un daño permanente, el nervio solo estaba inflamado. A medida que la inflamación disminuye, el sentido del olfato se debería recuperar.[55]

Una advertencia importante

Los estudios recientes que destacan la conexión entre la capacidad de oler y otras funciones cerebrales (entre otros asuntos de salud) deberían ser también una advertencia. La pérdida del sentido del olfato no debe tomarse a la ligera. Si su nariz no detecta varios olores como cree que debería, eso podría ser una señal de que está ocurriendo algún otro problema de salud, un problema que debe investigar y abordar antes de que cambie su vida de manera negativa.

Cómo afecta la postura a la respiración y la salud en general

Si aún no has oído hablar del "cuello de texto", probablemente lo harás muy pronto. Un número creciente de jóvenes está desarrollando la misma "postura de la cabeza hacia adelante" que ha afectado a los usuarios de computadoras y otros trabajadores de oficina durante décadas. Con demasiada frecuencia, el resultado de toda esta tensa posición es un literal dolor de cuello, mandíbula u hombro (sin mencionar los dolores de cabeza y los problemas en la columna). Si bien la atención se centra a menudo en el dolor asociado con una mala postura, la forma en que respiramos cuando nos encorvamos también juega un papel importante en la salud general y el funcionamiento del sistema inmunológico.[57]

En pocas palabras, una buena postura ayuda a su cuerpo a respirar y funcionar mejor. Cuando te encorvas (especialmente cuando estás sentado), el cuerpo comprime la región torácica y así el diafragma no puede abrirse completamente al respirar. Una mala postura impide que el diafragma expanda eficientemente el pecho y los pulmones, y la reducción de la capacidad respiratoria es el resultado inevitable.[58] Con el tiempo, la reducción de la capacidad pulmonar que resulta de encorvarse puede dejarle sin aliento o, como mínimo, cansarlo más fácilmente. Pronto, las actividades básicas (como subir escaleras) se convierten en un esfuerzo agotador. Al cambiar su centro de gravedad, la mala postura, incluso puede incrementar los riesgos de caídas y posibles fracturas.[59]

Los peligros de la respiración superficial

Es normal que tanto los humanos como los animales respiren superficialmente cuando se sienten ansiosos, nerviosos o amenazados. Cada vez que se respira superficialmente, el cuerpo respira demasiado oxígeno y expulsa demasiado dióxido de carbono. Al mantener el sistema nervioso en un estado de máxima alerta, la respiración superficial altera la química sanguínea de manera negativa. El cuerpo responde a la respiración superficial continúa estableciendo nuevos umbrales para el dióxido de carbono en los receptores arteriales, que luego estimulan al cuerpo para que respire más rápido de lo necesario. Como resultado, el aumento continuo en los niveles de dióxido de carbono desencadena una sensación constante de dificultad para respirar.[60]

La postura influye en todo

Las implicaciones negativas de la mala postura (y la respiración superficial a largo plazo) para la salud en general incluyen:

- Un sistema inmunitario debilitado.[61]
- Presión arterial alta.[62]
- Insomnio.[63]
- Problemas respiratorios.[64]
- Enfermedades relacionadas con el estrés.[65]

Además del impacto físico, la mala postura trae implicaciones sociales y psicológicas. Las personas que están estresadas o deprimidas no se sientan con la espalda recta y los hombros abiertos ni caminan con confianza. De espaldas encorvadas y los hombros hacia adelante, tienden a mirar hacia el suelo y tienen una visión general sombría de la vida. Su mala postura afecta su estado de ánimo y emociones, lo que afecta también su salud.[66] Esto altera su patrón de respiración, lo que afecta su postura nuevamente, continuando así el ciclo no saludable.

¡Buenas noticias para los holgazanes!

Si tiene el hábito de encorvarse durante toda su vida, todavía hay buenas noticias. Al mejorar su postura, puede romper el ciclo no saludable, mejorar su salud emocional y facilitar que su músculo respiratorio óptimo (el diafragma) funcione de manera eficiente y adecuada.

Los investigadores han encontrado que el ejercicio y la activación de los músculos internos del cuerpo pueden mejorar significativamente tanto su alineación como su capacidad de respiración.67 Debido a que el cuerpo no está acostumbrado a tomar suficiente aire, el cambio positivo puede ser difícil al principio. Sin embargo, con la práctica, la mala postura (y los malos hábitos respiratorios que la acompañan) se pueden mejorar. Pequeños cambios en la postura pueden también tener un impacto positivo en la salud física y emocional.[68]

Formas de mejorar la postura y la respiración

1. Tome descansos regulares. Incluso pequeños movimientos, realizados con frecuencia, pueden ayudar a restablecer los músculos posturales.

2. ¡Disfruta de unas vacaciones tecnológicas! (¡por ejemplo, apagar el teléfono!) Si no puede hacerlo debido a su trabajo, considere tomar descansos durante el día. También puede conseguir un teléfono más grande con mejor ergonomía y/o letras más grandes y fáciles de leer.

3. ¡Estira tu cuerpo! Los ejercicios como el gato-vaca, la flexión de mentón y el perro boca abajo son excelentes para aflojar los músculos sobrecargados.

4. Pruebe con un escritorio de pie cuando trabaje, o al menos, una silla ergonómicamente útil.

5. Configure una alarma para que suene cada 30 minutos y cambie su postura cada vez que suene. Haga esto hasta que la buena postura (y la respiración) se conviertan en un hábito.

6. Encuentre algunos buenos ejercicios de respiración y ¡hágalos a diario!

7. Cuando te sientas estresado, repite la pequeña rima "¡Inhala, exhala!" ¡Y luego hazlo!

Opción múltiple

Después de revisar las asignaciones de los capítulos, encierre en un círculo la(s) respuesta(s) correcta(s) para cada una de las las preguntas a continuación. (Nota: algunas preguntas tienen más de una respuesta correcta).

1. En Japón, los baños de bosque se han vuelto populares como remedio natural para:
   a. Escoliosis
   b. Manejo del estrés
   c. Verrugas plantares
   d. Ninguna de las anteriores

2. El "secreto de los árboles" parece residir en el mayor contenido de oxígeno en los bosques junto con los químicos vegetales que combaten hongos, insectos y bacterias conocidos como:
   a. Cloroquila
   b. Stemnovores
   c. Phytoncides Iones
   d. Negativos

3. Las variedades de árboles que se ha demostrado que emiten los niveles más altos de sustancias químicas saludables incluyen:
   a. Los árboles de hoja perenne como el pino, el cedro, el abeto, el eucalipto,y coníferas
   b. Arces (especialmente arces rojos)
   c. Abedul blanco japonés, abedul del Himalaya y árboles Betula Nana
   d. Arbustos ornamentales (incluyendo lilas y arbustos ardientes)

4. Se ha demostrado científicamente que los baños de bosque mejoran la salud y el bienestar al:
   a. Mejorar el funcionamiento del sistema inmunológico
   b. Mejorar los patrones de sueño
   c. Mejorar la salud metabólica y cardiovascular
   d. Reducir el estrés, la depresión, la ansiedad y/o la ira

5. Durante la Primera Guerra Mundial, los casos que fueron atendidos en hospitales al aire libre:
   a. Tenían escalofríos
   b. A menudo contraían Neumonía
   c. Tenían mejores tasas de supervivencia
   d. Bebieron caldo de huesos para mantenerse caliente

6. Los científicos han descubierto que los niños que crecen cerca de "espacios verdes" tienen menos probabilidades de:
   a. Sufrir de ansiedad o depresión
   b. Desarrollar una enfermedad psiquiátrica más adelante
   c. Convertirse en un alcohólico
   d. Todo lo anterior

7. Se pueden encontrar iones negativos beneficiosos:
   a. Flotando en la naturaleza (especialmente cerca de cascadas, montañas, bosques y océanos))
   b. Justo en la ducha de tu baño
   c. Emanados de sistemas de aire acondicionado de alta potencia
   d. Cerca de lagunas de aguas residuales bien mantenidas

8. La nariz humana es un importante punto de infección para la transmisión de:
   a. Bacterias dañinas en el estómago.
   b. SIDA
   c. Resfriados, gripe y virus como el COVID-19
   d. Todo lo anterior

9. Debido a su papel como filtro de aire (eliminando lasuciedad y los gérmenes dañinos antes de que el aire entre en los pulmones), la nariz es:
   a. Uno de los órganos más sucios del cuerpo.
   b. El órgano que se mantiene ocupado acumulando y envolviendo desechos en forma de mucosidad.
   c. Tabú como tema entre la realeza de Marruecos
   d. Más efectivo si es más largo

10. Además de encontrarse en la boca, las papilas gustativas humanas (que desempeñan un papel importante en el funcionamiento del sistema inmunitario) también se encuentran en:
   a. Corazón
   b. Pulmones
   c. Músculos del ligamento anterior
   d. Nariz

11. Los desafíos con la respiración bucal incluyen:
   a. Entrada de aire sin filtrar ni procesar
   b. Sequedad de boca
   c. Mal aliento e inflamación de las encías
   d. Todo lo anterior

12. Las funciones importantes de los pulmones incluyen:
   a. Trabajar en estrecha colaboración con el corazón para ayudarlo a funcionar de manera más eficiente.
   b. Filtrar pequeños coágulos de sangre y burbujas de aire.
   c. Proteger contra el exceso de dióxido de carbono en el cuerpo.
   d. Combatir infecciones a través de la secreción de inmunoglobulina.

¿Verdadero o Falso?

Encierre en un círculo la respuesta correcta de Verdadero o Falso para cada una de las siguientes afirmaciones:

1.	Fumar causa el 90% de todas las muertes por cáncer de pulmón.	**Verdadero**	**Falso**
2.	Debido a que fumar afecta la función pulmonar, los fumadores son más vulnerables a enfermedades respiratorias como la neumonía y el COVID-19.	**Cierto**	**Falso**
3.	Los contaminantes ambientales como fragancias artificiales, perfumes, vapores químicos, polvo y/o moho son fácilmente filtrados por los pulmones.	**Cierto**	**Falso**
4.	Un programa de ejercicio regular puede ayudar al cuerpo a llevar más oxígeno al torrente sanguíneo.	**Cierto**	**Falso**
5.	Los síntomas del reflujo ácido y de la enfermedad pulmonar no tienen ninguna relación.	**Cierto**	**Falso**
6.	Comer alimentos ácidos, exceso de sal, frituras, fiambres y productos lácteos puede dificultar la respiración.	**Cierto**	**Falso**
7.	El COVID-19 nunca afecta la salud a largo plazo de los pulmones.	**Cierto**	**Falso**
8.	Los científicos han descubierto una fuerte conexión entre la FPI (Fibrosis Pulmonar Idiopática) y la ERGE (Enfermedad por Reflujo Gastrointestinal).	**Cierto**	**Falso**
9.	Las personas que dan un paseo por el bosque durante el día tienden a dormir mejor por la noche.	**Cierto**	**Falso**
10.	Se ha descubierto que los baños de bosque tienen un efecto negativo sobre la adiponectina (una proteína que ayuda a regular los niveles de azúcar en la sangre).	**Cierto**	**Falso**

Estadísticas para recordar

Une cada frase de la izquierda con la cifra que mejor se ajuste de la derecha.

Número de galones de aire que inhalas cada día	**15**
Porcentaje de tiempo que el promedio persona pasa adentro (bajo techo)	**1,500**
Número de veces por minuto que un ser humano respira normalmente	**90%**
Porcentaje de pacientes con cáncer de pulmón que mueren como consecuencia del tabaquismo	**22,000**
Número promedio de respiraciones que una persona toma cada día	**2,000**

ESCALA DE AUTOEVALUACIÓN

INSTRUCCIONES: Encierre en un círculo la respuesta que más le convenga.

	😊	🙂	😟	😢
Mi sentido del olfato es bastante agudo:	¡Por supuesto!	Podria ser mejor	Defin itivamente carente	¿Cual sentido del olfato?
Salgo al aire libre todos los días:	Siempre	Frec uentemente	De vez en cuando	Nunca
Lucho con el reflujo ácido:	Para mí no es un problema en absoluto	Solo en raras ocasiones	La mayor parte del tiempo	¡Es la ruina de mi existencia!
A menudo paso tiempo entre los árboles o en otros espacios verdes:	¡Por supuesto!	Frec uentemente	No tanto como debería	Nunca
Tengo congestión nasal crónica:	Todo el tiempo	Bastante	De vez en cuando	Casi nunca
Tiendo a respirar por la nariz:	Siempre	La mayoría de veces	A veces	No del todo
Excepto durante el ejercicio extremo, rara vez me falta el aire:	Esto es correcto	Eso no es totalmente cierto	Estoy fre cuentemente sin aliento	Obtener suficiente aire es un verdadero desafío para mí.
Mi dieta es rica en alimentos que son buenos para mis pulmones:	Siempre	La mayoría de veces	De vez en Cuando	¡No exactamente!
Fumo o respiro humo de segunda mano	Nunca	De vez en Cuando	La mayor parte del tiempo	¡Sin falta!

Revisa tus respuestas en la sección anterior. ¿Hay algún paso simple y/o inmediato que pueda tomar para mejorar en alguna de estas áreas? Si es así, enumérelos a continuación:

Pasos que puedo tomar:

1 _____

_____

_____

_____

_____

2 _____

_____

_____

_____

_____

3 _____

_____

_____

_____

_____

4 _____

_____

_____

_____

5 _____

_____

_____

_____

Plan de acción

Revise el "Plan de acción" de los capítulos 5 y 6 como se resume a continuación. Ponga una marca de verificación junto a los que está listo para trabajar:

○ Piense en el porcentaje de tiempo que pasa adentro y afuera. ¿Estás luchando con el "trastorno por déficit de naturaleza"? Si es así, considere las formas en que podría cambiarse.

○ Haga una lista de las formas en que podría estar expuesto a más iones y decida cómo podría empezar a estarlo más a menudo.

○ Abre las ventanas durante 10 a 20 minutos todos los días para dejar entrar el aire fresco (a menos que vivas en un lugar con mucho smog).

○ Tome la resolución de salir para hacer un poco de ejercicio ligero y tomar aire fresco varias veces al día.

○ Si ha "convivido con" una sinusitis crónica, intente considerarlo desde una nueva perspectiva. ¿De verdad quieres prácticamente una fábrica de virus viviendo dentro de tu nariz?

○ Tomando las sugerencias hechas en estos capítulos, elabore e implemente un plan para mejorar la salud de su nariz y de todo el tracto respiratorio.

○ Si tiene reflujo ácido frecuente o respira por la boca habitualmente, piense en cómo puede mejorar sus hábitos en esas áreas.

Otros puntos para recordar

¿Hay otros puntos que le gustaría recordar de los capítulos tratados en esta sesión? Si es así, escríbelos aquí:

_____

_____

_____

_____

_____

_____

_____

_____

TAREAS DE LECTURA:

Capítulo 7: Sana tus intestinos: los microbios son tus amigos

Capítulo 18: Cepilla tus dientes: conexión dental-sistema inmune

LO QUE APRENDERÁS:

Al final de esta sesión, tendrá una mejor comprensión de:

Capítulo 7:

- La furiosa batalla bacteriana que se da dentro de su cuerpo
- La relación crítica entre el intestino y la salud del sistema inmunitario Por qué tu intestino es más parecido al de tu madre y hermanos
- "Puntos débiles" de la salud intestinal que debemos tener en cuenta
- Qué comer y qué no comer para promover un intestino más sano

Capítulo 18:

- La sorprendente conexión entre la enfermedad de las encías y otras enfermedades (incluida el COVID-19)
- El papel de la gingivitis como punto desencadenante de la enfermedad
- Cómo la "boca con máscara" promueve la mala salud y cómo evitarlo, incluso si se usa una máscara
- La increíblemente estrecha conexión boca-intestino y su papel en el funcionamiento del sistema inmunitario Los nefastos resultados para la salud de la enfermedad de las encías y cómo evitarlos
- Por qué la mayoría de los enjuagues bucales no son la respuesta
- Químicos a tener en cuenta en los productos de salud bucal

Secciones Adicionales:

- Comer el arcoíris
- Microbios: sus mejores nuevos amigos

Hojas de trabajo:

- Opción múltiple
- ¿Verdadero o Falso?
- Coincidencia significativa
- Escala de autoevaluación
- Pasos que puede tomar
- Plan de acción
- Otros puntos para recordar

SESIÓN 4 / Bono Sección 1

Comiendo el arcoiris

La Dra. Terry Wahls solía escalar montañas en Nepal y correr maratones. Compitió en eventos de esquí de larga distancia a lo largo del país, obtuvo un cinturón negro en taekwondo e incluso ganó una medalla de bronce en los juegos Panamericanos de 1978. Entonces su mundo se vino abajo. Fue diagnosticada de esclerosis múltiple.

Después de su diagnóstico, la salud de la Dra. Wahl y su capacidad para hacer cosas— disminuyó rápidamente. A pesar de buscar el mejor consejo médico y seguirlo cuidadosamente, se encontró confinada a una silla de ruedas al cabo de tres años. Contaba con solo 52 años en ese momento.

Siendo una ávida investigadora, la Dra. Wahl decidió estudiar las cosas por sí misma. Reconociendo la conexión entre la nutrición y la salud, quedó fascinada con los suplementos y lo que podrían hacer por su salud. Con base en su investigación, la Dra. Wahl desarrolló una lista de suplementos que, en su opinión, la beneficiarían. Revisó la lista de con su médico, quien consideró que sería seguro intentarlo.

Después de dos meses de suplementación, la Dra. Wahl se desanimó y se detuvo. En realidad, no estaba mejorando, así que ¿para qué continuar? Luego se sorprendió al descubrir que, dos días después de suspender los suplementos, ni siquiera podía levantarse de la cama. Los suplementos no la habían curado, ¡pero aparentemente estaban haciendo algo positivo para su salud!

Con energía renovada, la Dra. Wahl volvió a sumergirse en su investigación nutricional. Cuando se encontró con el tema de la medicina del estilo de vida, comenzó a preguntarse si los nutrientes que obtenía de los suplementos no podrían obtenerse también de la dieta. La mejor manera de obtener esta nutrición, creía el Dr. Wahl, era a través de un plan de alimentación centrada en los nutrientes procedentes de alimentos integrales. (La conexión entre la dieta y la EM fue descubierta y documentada por primera vez por el Dr. Roy Swank, quien pasó toda su carrera estudiando y documentando esa conexión.[69])

Tomó tiempo, pero al modificar su dieta, la Dra. Wahl logró hacer mucho más que detener su enfermedad. Sus sorprendentes resultados incluyeron una restauración espectacular tanto de sus funciones como de su salud.[70]

El protocolo que siguió, y luego recomendó a otros, fue simple. Conocida como la "Dieta de las 9 tazas", implicaba comer tres tazas al día de:

- **VEGETALES DE HOJA VERDE** (cocidas o crudas)
- Frutas y verduras **DE COLORES INTENSOS**
- **VERDURAS RICAS EN AZUFRE** (como cebollas, repollo, ajo, brócoli, col rizada, coliflor, etc.)

El protocolo de la dieta de 9 tazas que la Dra. Wahl usó con tanto éxito se puede desglosar en una fórmula aún más simple llamada "la dieta arcoíris". Un vistazo rápido a la lista de frutas y verduras en el plan de 9 tazas (que se puede reducir a 6 tazas para personas más pequeñas) revela un amplio espectro de colores o "arco iris"

Frutas y verduras coloridas (ejemplos a continuación):

- **VERDE:** aguacates, apio, pepinos, pimiento verde, kiwi, calabacín

- **ROJO:** remolachas, cerezas, granadas, frambuesas, col lombarda, pimientos rojos y fresas
- **AZUL/MORADO/NEGRO:** moras, aceitunas negras, uvas negras o moradas, arándanos, ciruelas, col rizada morada
- **AMARILLO/NARANJA:** zanahorias, toronjas, limones, mangos, naranjas, varios tipos de calabaza, batatas y ñame

Una buena meta para tener

Si eres como la mayoría, tiendes a concentrarte en comer los alimentos que te gustan. Sin embargo existen desafíos de consumir una dieta limitada. Cuando nos enfocamos en unos pocos alimentos, nos perdemos la gran cantidad de beneficios para la salud que provienen de comer una amplia variedad de frutas y verduras. Cuando sus opciones dietéticas son limitadas, el rango de bacterias en su intestino también se vuelve muy reducido.[71]

Las personas en las áreas rurales del mundo que tienen tasas bajas de todo tipo de enfermedades tienen una gama mucho más amplia de bacterias en el intestino que el estadounidense promedio.[72] Pueden comer muchas bananas, pero tienen 30 variedades de ese único fruto. Uno de los secretos clave detrás de sus tasas más bajas de enfermedad, y longevidad, es la dieta colorida que consumen.[73]

La naturaleza ha tratado de facilitarnos las cosas al "codificar por colores" las verduras y las frutas. Los diferentes colores se relacionan con las vitaminas, minerales y fitoquímicos contenidos en cada uno. ¡Nuestros cuerpos necesitan esta variedad de nutrientes, por lo que "comer el arcoíris" es una forma de vida fundamentalmente saludable!

Para obtener más color en su dieta, una buena meta sería comer dos porciones de cada color de comida cada día. Al obtener una variedad de colores en su dieta, le está dando a su cuerpo una variedad de vitaminas, minerales y fitoquímicos que benefician su salud. Su salud intestinal también mejorara si prueba cosas nuevas.

- La próxima vez que vaya al supermercado, ¡intente algo nuevo! En el pasillo de productos, busque frutas y verduras con las que no esté familiarizado.
- Busque en Internet algunas recetas nuevas.
- Mientras se esfuerza por comer más del arcoíris, esté atento también a las opciones altas en fibra. Una dieta alta en fibra, como una colorida, es muy beneficiosa para el intestino.

Una dieta rica en alimentos procesados es naturalmente deficiente en los coloridos micronutrientes necesarios para tener un cuerpo saludable.[74] Debido a que hay más de 3,000 micronutrientes que el cuerpo necesita, simplemente no se pueden obtener a través de una píldora.[75] Más bien, la mejor forma de mejorar la salud es comer una dieta alta en fibra a base de plantas que contengan los colores del arcoíris.

Los Microbios: Sus nuevos mejores amigos

En caso de que no lo haya escuchado, "BFF" es un acrónimo común para "Mejores amigos para siempre". Si bien se usa principalmente en un entornosocial, BFF también describe el tipo de relación que su cuerpo necesita tener con los microbios saludables que viven en él.

En el libro Pandemic Busters, destacamos la estrecha relación entre la salud intestinal y el funcionamiento del sistema inmunológico. Además de aumentar las defensas del cuerpo, la salud intestinal también afecta profundamente el nivel de inflamación dentro del cuerpo y sus diversos órganos.[76]

Como funcionan las cosas

Cuando comemos alimentos que alimentan bacterias intestinales malas (como alimentos altamente procesados, grasosos o azucarados), las bacterias intestinales malas irritan el cuerpo. La inflamación aparece cuando el cuerpo envía sangre a las áreas irritadas en respuesta.[77] Es por eso que la inflamación, que ha sido implicada como un factor causal en tantas enfermedades, a menudo se relaciona con desequilibrios que comienzan en el intestino. Estos desequilibrios surgen cuando los microbios malos superan en número, e incluso abruman, a los buenos. Algunos microbios nocivos se han relacionado directamente con enfermedades. Por ejemplo, los investigadores han relacionado Streptococcus bovis (un microbio no saludable) directamente con el cáncer de colon.[78]

El desafío de las mejoras dietéticas

Si bien muchas personas desean comer de manera más saludable, no muchas logran realizar cambios duraderos. Una de las razones de los fracasos frecuentes, a pesar de las mejores intenciones, es la acción de los "bichos malos" en el intestino.

Los microbios que viven en su intestino tienen la costumbre de enviar señales a su cerebro. Lo hacen a través del nervio vago, que conecta el intestino (entre otros órganos) directamente con el cerebro.[79]

Cuando dejas de comer comida chatarra, efectivamente dejas de alimentarte los microbios nocivos que residen en su intestino. A medida que los microbios malos tienen hambre, envían sus quejas al cerebro. Es una reacción natural por sobrevivir por parte de los microbios malos.

Esta es la razón por la que a menudo no nos sentimos bien cuando cambiamos nuestra dieta. para una mejor. Los microbios del comienzan a hacer un escándalo en el intestino, y de pronto pensamos: "oh, esta dieta no funciona para mí. Me hace sentir mal."

La Mente por encima de los microbios

Es realmente importante que en este caso "la Mente se superponga a la materia" o mejor dicho a los microbios. La buena noticia es que, a medida que dejes de alimentar a los microbios nocivos, comenzarán a morir y los buenos recuperarán el control.

Al igual que los "chicos malos", las bacterias saludables también pueden enviar señales de satisfacción al cerebro. A medida que el equilibrio entre bacterias buenas y malas comience a cambiar en su intestino, su cerebro finalmente recibirá señales de que se siente mejor.[80]

En los últimos años, los investigadores han informado que las bacterias intestinales influyen en nuestro estado de ánimo. Las personas con una gran diversidad de bacterias intestinales buenas tienden a tener una mejor salud mental.[81] Por el contrario, una baja diversidad de bacterias intestinales está relacionada con la depresión.[82]

Cuando las bacterias dañinas toman el control del intestino (un desequilibrio conocido como disbiosis), la inflamación comienza a establecerse.[83] La inflamación amplía el espacio entre cada célula (un proceso conocido como translocación bacteriana). Cuando esto sucede, las bacterias viajan e infectan lugares del cuerpo donde no deberían estar. Este resultado inevitable (conocido en los círculos médicos como aumento de la permeabilidad intestinal) a menudo se denomina "síndrome del intestino permeable".[84]

Las personas que padecen el síndrome del intestino permeable suelen visitar a su médico que a su vez les prescriben medicamentos.

Desafortunadamente, los medicamentos a menudo exacerban el problema.

Pronto, el paciente está atrapado en un círculo vicioso: más medicamentos, seguido de sentirse peor, seguido de aún más medicamentos.

Pobreza bacteriana

Se ha dicho que cuando ganamos riqueza, perdemos bacterias. Esto es verdad. Este patrón se ha repetido en todo el mundo.

Cuanto más dinero ganan las personas, más probable es que elijan alimentos poco saludables.[85] A medida que las bacterias malas prosperan, las bacterias buenas se pierden. Sin embargo, no tiene por qué ser así.

La próxima vez que decida qué comer, piense en las personas más pobres del mundo. Estas personas comen muchas frutas, verduras, arroz y frijoles.

Luego trate de comer más como ellos, y también ponga mucho color en su plato. Las bacterias malas en su intestino pueden enviar señales SOS a su nervio vago por un tiempo. ¡Pero una vez que te hayas adaptado, tu intestinto (y todo tu cuerpo) te agradecerán por hacer el cambio!

Opción múltiple

Después de revisar las asignaciones de los capítulos, encierre en un círculo la(s) respuesta(s) correcta(s) para cada una de las las preguntas a continuación. (Nota: algunas preguntas tienen más de una respuesta correcta).

1. El número de organismos vivos. en tu intestino es:
- a. 3-4 millones
- b. Un gazillion billones
- c. Alrededor de 40 billones
- d. 11.523 en un buen día

2. El microbioma, o miniecosistema que vive en su intestino, es muy similar al de su:
- a. Madre Padre
- b. Hermanos
- c. Tío
- d. Abuelo paterno

3. Una inoculación de microbiota se transfiere a los niños:
- a. A medida que viajan a través del canal de parto
- b. Por mascotas domésticas
- c. A través de los besos de los padres
- d. Todo lo anterior

4. La composición y diversidad de su microbioma tiene un gran impacto en la función de su:
- a. Cerebro
- b. Sistema inmunitario
- c. Porcentaje de grasa corporal
- d. Salud y bienestar general

5. Los alimentos que a las buenas bacterias intestinales les encanta darse un festín incluyen:
- a. Ensaladas y verduras
- b. Rosquillas rellenas de natillas
- c. Alimentos ricos en fibra, como frijoles
- d. Chips de manteca fritos

6. El estadounidense promedio obtiene el 60 % de sus calorías de:
- a. Frutas y verduras
- b. Alimentos procesados
- c. Queso y otros productos
- d. lácteos Azúcar

7. La mejor dieta para un intestino sano incluye:
- a. Diversidad en la elección de alimentos y colores.
- b. Alimentos integrales de origen vegetal
- c. Alimentos ricos en fibra
- d. Todo lo anterior

8. La "docena sucia" son:
- a. Alimentos que debes comprar orgánicos siempre que sea posible
- b. Verduras de raíz que interrumpen el sistema digestivo al adherirse a partículas moleculares de suciedad
- c. Un conjunto de opciones de alimentos frescos con mayor probabilidad de estar cargados de pesticidas
- d. Los doce pesticidas más peligrosos

9. Opciones de alimentos específicos que promuevan Las bacterias intestinales saludables incluyen:
- a. Plátanos, arándanos y frijoles
- b. Verduras crucíferas como el brócoli
- c. Yogur vegetal y tempeh
- d. Todo lo anterior

10. El microbioma de la boca y el intestino:
- a. Están bastante relacionados
- b. Son totalmente ajenos
- c. Tienen un impacto significativo en la salud general
- d. Se mejoran al fumar y/o vapear

11. La inflamación de las encías:
- a. Es un signo seguro de inflamación en otra parte del cuerpo
- b. Puede conducir a infecciones respiratorias
- c. Puede desencadenar problemas cardiovasculares
- d. Puede empeorar debido al uso frecuente de mascarillas

12. Los desafíos de salud relacionados con las encías no saludables incluyen:
- a. Ansiedad y depresión
- b. Cirrosis del hígado .
- c. Obesidad y osteoporosis
- d. Todas las anteriores.

¿Verdadero o Falso?

Encierre en un círculo la respuesta correcta de Verdadero o Falso para cada una de las siguientes afirmaciones:

1.	Los investigadores han descubierto que las personas con enfermedad de las encías avanzada que contrajeron COVID-19 tenían muchas más probabilidades de terminar en cuidados intensivos, con un ventilador o muertas.	**Verdadero**	**Falso**
2.	La gingivitis es una señal de advertencia que, si no se atiende, puede ser el punto de partida de la inflamación y la enfermedad en otras partes del cuerpo.	**Cierto**	**Falso**
3.	Menos del 5% de la población mundial sufre de enfermedad de las encías.	**Cierto**	**Falso**
4.	La enfermedad de las encías no tiene ninguna relación con las enfermedades respiratorias.	**Cierto**	**Falso**
5.	El uso de una máscara puede provocar una respiración bucal más superficial, deshidratación y la respiración de aire reciclado.	**Cierto**	**Falso**
6.	Al igual que el intestino y la nariz, la boca es un patio de recreo bacteriano.	**Cierto**	**Falso**
7.	Solo el 10% de las bacterias que se encuentran en la boca también se encuentran en el intestino.	**Cierto**	**Falso**
8.	Los hombres con enfermedad de las encías tienen muchas más probabilidades de desarrollar cáncer de sangre, cáncer de riñón o cáncer de páncreas.	**Cierto**	**Falso**
9.	Muchos enjuagues bucales contienen alcohol, un ingrediente que se sabe que aumenta el riesgo de cáncer.	**Cierto**	**Falso**
10.	Evitar fumar es una forma de mejorar la salud dental.	**Cierto**	**Falso**

Coincidencia significativa

Relaciona la frase de la izquierda con los términos que mejor se ajusten a la de la derecha:

Causas de la enfermedad de las encías	**Envejecimiento**
	Encías tiernas
Síntomas de la enfermedad de las encías	**Cáncer de intestino**
	Enfermedad del corazón
Dolencias relacionadas con la enfermedad de las encías	**Medicamentos**
	Encías retraídas

ESCALA DE AUTOEVALUACIÓN

INSTRUCCIONES: Encierre en un círculo la respuesta que más le convenga.

	😊	😕	🙁	😢
Como muchos alimentos azucarados	Para nada!	Casi nunca	De vez en cuando	¡Todo el tiempo!
La mayor parte de mi dieta es de alimentos integrales sin refinar.	¡Por supuesto!	Generalmente	De vez en cuando	¡Eso es una broma!
Me encantan las frituras, y las como siempre que puedo.	No	Casi nunca	A veces	Todos los dias
Mi dieta es alta en productos animales como carne, huevos, queso y leche.	Para nada	De vez en cuando	La mayoría del tiempo	Siempre
Mi nivel de consumo de alcohol es:	Inexistente	Ocasional	Un tanto problemático	Un gran problema
Sin mi café matutino me duele la cabeza.	¿Qué café?	Puedo tomarlo o dejarlo	A veces	¡Sin falta!
Me duelen las encías y sangran mucho. Creo que tengo gingivitis.	Para nada	Necesito echarle un ojo a eso	Definitivamente es un desafío	Este es un problema importante para mi
En general, creo que mi microbioma oral es bastante saludable.	Definitivamente si	Necesito echarle un ojo a eso	No tanto	Es mi talón de Aquiles
Estoy tomando medidas positivas para mejorar mi salud dental y siento que sé qué hacer.	Absolutamente	Eso es cuestionable	No estoy tan seguro de eso	Para nada

Revisa tus respuestas en la sección anterior. ¿Hay algún paso simple y/o inmediato que pueda tomar para mejorar en alguna de estas áreas? Si es así, enumérelos a continuación:

Pasos que puedo tomar:

1 _____

_____

_____

_____

2 _____

_____

_____

_____

3 _____

_____

_____

_____

4 _____

_____

_____

_____

5 _____

_____

_____

_____

SESIÓN 4 / Hoja de trabajo
Plan de acción

Revise el "Plan de acción" de los capítulos 7 y 18 como se resume a continuación. Coloca Una marca en las que está listo para trabajar:

○ Considere la salud de su intestino y si se puede mejorar o no.

○ Revise el Capítulo 7 y haga una lista de los cambios en la dieta que le gustaría hacer para mejorar la salud intestinal.

○ Planifique cómo puede poner en práctica esos cambios y comience.

○ Comprenda el vínculo directo entre la salud de su boca y su cuerpo, y tome las medidas necesarias para mejorar y mantener un próspero conjunto de bacterias buenas en su boca.

○ Si se encuentra en situaciones en las que debe usar máscaras durante largos períodos de tiempo, haga todo lo posible en otras áreas para promover una buena salud bucal.

○ Revise las causas de la enfermedad de las encías y trabaje para mejorar aquellas sobre las que tiene control.

○ Considere su rutina diaria de cuidado dental para ver si hay margen de mejora y realice los cambios necesarios.

○ Revise los ingredientes de cualquier pasta de dientes, enjuague bucal u otros productos dentales que esté usando y deseche los que sean dañinos.

○ Si tiene un dolor de muelas o una infección en la boca que no ha podido detener, visite a un dentista lo antes posible. Tomar analgésicos mientras la infección persiste permite que las bacterias dañinas obtener un punto de apoyo más fuerte en su cuerpo.

○ Visite al dentista al menos dos veces al año, tenga dolor de muelas o no. Una buena limpieza dental eliminará cualquier acumulación de placa (bacterias) en los dientes.

Otros puntos para recordar

¿Hay otros puntos que le gustaría recordar de los capítulos tratados en ¿esta sesión? Si es así, escríbelos aquí:

_____

_____

_____

_____

_____

_____

_____

_____

TAREAS DEL CAPÍTULO:

Capítulo 8: Lo que deberías evitar en tiempos de pandemia

Capítulo 14: La protesta de las aves. La sopa de pollo no es buena para tu alma

Capítulo 15: Purga tu plato: de pangolines, primates y pingüinos

LO QUE APRENDERÁS:

Al final de esta sesión, tendrá una mejor comprensión de:

Capítulo 8:

- Por qué "renunciar a algo" es una herramienta tan poderosa para fortalecer el sistema inmunitario
- 8 "Dietas para no seguir" para considerar abandonar (o al menos posponer) durante tiempos de pandemia

Capítulo 14:

- Cómo ha cambiado la agricultura en el último siglo
- Por qué la carne de pollo y otros animales criados en granjas industriales representa una amenaza para la salud
- Por qué las granjas avícolas son una incubadora líder de cepas de gripe aviar y la "súper amenaza" de tales gripes a la salud mundial
- Cómo los antibióticos que se sirven en las granjas industriales pueden afectar su propia capacidad para combatir los virus y patógenos

Capítulo 15:

- Lo que comen algunas personas y cómo eso ha llevado a la enfermedad
- Por qué la carne de animales silvestres es una amenaza para su salud, incluso si no la come
- Enfermedades comunes que se transmiten de los animales a los humanos y cómo se transmiten

Secciones Adicionales:

- El enigma de los antibióticos
- Economía de una dieta basada en plantas

Hojas de trabajo:

- Opción múltiple
- ¿Verdadero o Falso?
- Datos de la granja industrial
- Escala de autoevaluación
- Pasos que puede tomar Plan de acción
- Otros puntos para recordar

El enigma de los antibióticos

¿podría simplemente tener un antibiótico? En las últimas décadas, esta solicitud a los médicos ha sido común para diversas dolencias. Desafortunadamente, los efectos secundarios acumulados por el uso frecuente de antibióticos ahora se están dejando sentir. Ya sea que haya tomado un antibiótico en los últimos años o no, lo más probable es que haya estado expuesto a ellos en los alimentos que consume.[86] Eso es porque el uso agrícola de antibióticos (que representa aproximadamente el 70 % de todo el uso de antibióticos en los EE. UU.) también afecta a los humanos. [87,88] Además de pasar por la carne y los productos lácteos, los antibióticos se filtran en la cadena alimentaria de otras formas inesperadas. Por ejemplo, se ha demostrado que los cultivos alimentarios (como la lechuga y las patatas) acumulan antibióticos del estiércol usado como fertilizante.[89] Incluso algunos alimentos orgánicos no son totalmente seguros, ya que los agricultores orgánicos pueden usar estiércol de granjas industriales (que usan antibióticos libremente).[90]

La pandemia dentro de la pandemia

Aún más preocupante es el hecho de que, de la ineficacia de muchos antibióticos probados y comprobados o la resistencia antimicrobiana como comúnmente se le llama, ha empeorado mucho por la pandemia de COVID-19. Entre los factores relacionados con el COVID que han aumentado la resistencia a los antimicrobianos se incluyen:

- El uso excesivo de productos antimicrobianos como desinfectantes, desinfectantes para manos y otros biocidas.[91]
- El uso excesivo de antibióticos para tratar pacientes con COVID-19.[92]

Cabe señalar aquí que, dado que el COVID-19 es causado por el virus SARS-CoV-2, los antibióticos son inútiles contra él.[93] A pesar de esto, los antibióticos se han usado generosamente en pacientes con COVID-19 con la esperanza de que pudieran prevenir las coinfecciones.

En un estudio de 38 hospitales de Michigan, al 56,6 % de los pacientes con COVID-19 se les administraron antibióticos al comienzo de su estadía, aunque solo el 3,5 % de ellos terminaron teniendo una infección bacteriana.[94] En otras palabras, mientras que la tasa de coinfecciones bacterianas fue bajo, el uso de antibióticos como medida preventiva se mantuvo alto.

Debido a que sus mitocondrias son el blanco de ciertos antibióticos, la terapia con estos medicamentos puede, de hecho, debilitar la respuesta del sistema inmunitario.[95] Los antibióticos y desinfectantes, si bien protegen contra el COVID-19, también pueden desencadenar alergias y/o inflamación.[96] Como resultado de estos y otros desafíos, los CDC han declarado que la resistencia a los antimicrobianos es una de las 10 principales amenazas para la salud pública de los seres humanos en la actualidad.[97]

Se espera que la resistencia a los antimicrobianos, que causa alrededor de 1,27 millones de muertes en todo el mundo cada año, llegue a 10 millones de muertes por año para el año 2050.[98,99] El peligro del uso excesivo de antibióticos fue destacado por un estudio reciente que indica que, en 2019, la resistencia a los antimicrobianos cobró más vidas que el VIH/SIDA (864.000 muertes) o la malaria (643.000 muertes).[100]

El problema del exceso de ingesta de antibióticos presentes en la cadena alimentaria, más los contenidos en recetas innecesarias puede, cuando se combina con recetas "preventivas" dadas a pacientes con COVID-19, hacer que el sistema inmunitario sea menos capaz de combatir nuevas infecciones.

¿Qué hacer?

PLos antibióticos sirven como poderosos agentes contra las enfermedades en muchas situaciones, sin embargo, con el fin de preservar su eficacia cuando realmente se necesita, los casos en los que se utilizan los antibióticos deben ser cuidadosamente considerados y, en la mayoría de los casos, reducidos drásticamente.

Un plan de 3 pasos

Las siguientes son algunas estrategias para ayudarlo a trabajar en esa dirección:

- En la medida de lo posible, planifique su dieta en torno a alimentos orgánicos y libres de antibióticos (incluidas la carne y los productos animales, si es que los come).
- Solo use antibióticos con fines médicos cuando sea absolutamente necesario. En términos generales, una "necesidad" implicaría:

o Cuando se ha tomado un cultivo que revela la infección exacta
o Otros remedios están fallando y ...
o Se ha demostrado que un antibiótico es específico contra esa infección específica

- Evite el uso excesivo de productos de limpieza y desinfectantes, que producen algunos de los mismos efectos negativos que el uso excesivo de antibióticos.

Economía de una dieta basada en plantas

Economía de una dieta basada en plantas que comer vegetales (así como frutas, nueces, y granos) es simplemente saludable. Estar bien mejor de salud es sin duda una razón importante para centrarse en alimentos integrales de origen vegetal, entre otras de las buenas razones son Una de esas razones es el dinero.

Fácil en la billetera

Un nuevo estudio realizado por la organización con sede en el Reino Unido Veganuary (una organización benéfica dedicada a la alimentación basada en plantas), que revisó 11.000 diarios de alimentos semanales durante un año, descubrió que las comidas basadas en plantas:

- Cuestan un promedio de 40% menos que las comidas que incluyen carne y lácteos,
- Toman un tercio menos de tiempo para prepararse (en comparación con comidas con carne y/o productos lácteos).[101]

Cuando se considera el viejo adagio ("el tiempo es oro"), comer una dieta basada en plantas da como resultado un ahorro monetario doble: tiempo, que es igual a dinero y ¡dinero en sí mismo!

En otro estudio, los investigadores de Veganuary encontraron que, en comparación con sus contrapartes carnívoras, los veganos ahorraron un promedio de $23 en sus facturas de supermercado cada semana. Si bien los productos a base de plantas (como los sustitutos de la carne y las alternativas veganas a los lácteos) pueden "aumentar" significativamente la factura, el estudio de Veganuary encontró que las alternativas a la carne a base de plantas solo representaron el 3.7 % del presupuesto anual de alimentos y bebidas de los participantes del estudio. [102] Estos hallazgos contradicen el mito tan repetido de que una dieta basada en plantas es más costosa que una dieta que incluye productos de origen animal.

Más ahorros disponibles

Desde hace años, los investigadores han estado documentando que mientras más verduras, frutas, nueces y granos haya en la dieta, es probable que sus costos médicos sean menores. Algunas de las diferencias son verdaderamente asombrosas. Estudios Científicos de Salud en los Adventistas de la Universidad de Loma Linda (un proyecto de investigación médica a largo plazo diseñado para medir el vínculo entre estilo de vida, dieta, enfermedad y mortalidad de los adventistas del séptimo día) se encontró que:

- Comer cereales integrales disminuye el riesgo de un infarto cardiaco fulminante en un 45%
- Los hombres que comen más tomates reducen el riesgo de cáncer de próstatan un 40 %, mientras que los hombres que beben leche de soja reducen el riesgo de cáncer de próstata en un 70 %

- Personas que beben 5 o más vasos de agua al día reducir el riesgo de infarto en un 50%
- Una dieta que incluya legumbres (como frijoles y guisantes) reduce el riesgo de cáncer colorrectal. (Por el contrario, una dieta que incluía carnes rojas y blancas se asoció con un mayor riesgo de cáncer colorrectal).
- Una dieta rica en nueces disminuyó el riesgo cardiovascular en 50%[103]

No hace falta decir que el buen estado de salud relacionado a la información presentada previamente se traduce en millones y posiblemente miles de millones de dólares ahorrados. Además de la pérdida de productividad, el costo que el tratamiento de enfermedades relacionadas con el consumo de carne tiene (a diferencia de una dieta basada en plantas) es digno de ser considerado.

El factor polifarmacia

Una reducción en los medicamentos prescritos que están asociados a un gasto , es otra gran área de ahorro para aquellos que siguen una dieta basada en plantas. El American Journal of Lifestyle Medicine informó que las personas mayores que siguen una dieta completamente basada en plantas toman un 58 % menos de medicamentos que aquellos que consumen carne.[104]

Los investigadores han informado que el adulto mayor promedio, 60 años o más, toma cinco recetas farmacéuticas diarias.[105] Esta práctica se ha vuelto tan común que incluso tiene un nombre: polifarmacia.

La polifarmacia es más común en los adultos mayores, muchos de los cuales padecen múltiples afecciones crónicas. Para los ancianos, los efectos secundarios adversos de las prescripciones excesivas pueden incluir deterioro cognitivo y/o mayor riesgo de caídas.[106] También existe para los ancianos o sus cuidadores el trabajo de comprender el propósito de cada medicamento, programar las dosis, administrar las recargas y mantener en observación los efectos secundarios.

Cuantas más recetas tome, mayor será el riesgo de efectos secundarios adversos debido a las interacciones entre los medicamentos.[107] Estos efectos secundarios adversos a menudo conducen a más recetas y, por lo tanto, el ciclo continúa.

Un costo asombroso

El costo económico que representa el aumento del riesgo de sufrir de una enfermedad y los productos farmacéuticos utilizados para tratarlas, difícilmente se pueden estimar. Una de las formas más fáciles de reducir significativamente estos costos excesivos es bastante simple: la dieta basada en alimentos de origen vegetal que también cuestan menos en la caja del supermercado.

Opción múltiple

Después de revisar las asignaciones de los capítulos, encierre en un círculo la(s) respuesta(s) correcta(s) para cada una de las las preguntas a continuación. (Nota: algunas preguntas tienen más de una respuesta correcta).

1.   Las festividades religiosas de Cuaresma, Yom Kippur y Ramadán tienen lo siguiente en común:
  a.   Todos son de origen católico.
  b.   Todos son de origen judío.
  c.   Cada una implica "renunciar a algo" durante un período de tiempo específico.
  d.   Cada una celebra la Navidad a su manera única.

2.   Los científicos han descubierto que un simple cambio de estilo de vida (como "renunciar" a algo) puede:
  a.   Dar un impulso real al funcionamiento del sistema inmunológico.
  b.   Ser difícil, si no imposible, para los niños y los ancianos
  c.   Ser el punto de partida de una espiral descendente.
  d.   Solo debe hacerse como parte de un plan de recuperación de 12 pasos

3.   El Azúcar en la dieta:
  a.   Debilita las funciones del sistema inmunitario prácticamente cada vez que se consume.
  b.   Aumenta los marcadores inflamatorios en el torrente sanguíneo.
  c.   Disuelve los minerales necesarios para el cuerpo
  d.   Todo lo anterior

4.   La Harina blanca o refinada:
  a.   Actúa de la misma manera que el azúcar en el cuerpo
  b.   Es extremadamente saludable, especialmente cuando está enriquecido
  c.   Es un ingrediente principal en alimentos procesados dañinos
  d.   A menudo se combina con otros ingredientes nocivos.

5.   El consumo excesivo de sal contribuye a:
  a.   Presión arterial alta
  b.   Funcionamiento deficiente del sistema inmunitario
  c.   Todos de los anteriores
  d.   Ninguno de los anteriores

6.   La leche y los productos:
  a.   Se han relacionado estrechamente con el riesgo de cáncer
  b.   Contienen compuestos similares a la morfina que los hacen adictivos
  c.   Están vinculados a una mayor producción de moco.
  d.   D.   Crean una respuesta inflamatoria

7.   Los Alimentos fritos en la dieta:
  a.   Aumentan la inflamación
  b.   Debilita las funciones del sistema inmunitario
  c.   Son cancerígenos (por ejemplo, han sido identificados como un factor causante del cáncer)
  d.   Todo lo anterior.

8.   El consumo de carnes procesadas y carbonizadas se han relacionado con:
  a.   Vidas más largas y saludables
  b.   Debilitamiento del sistema inmunitario
  c.   Mayor riesgo de cáncer de colon
  d.   Inflamación sistémica

9.   Se ha descubierto que el café:
  a.   Activa las hormonas del estrés, que a su vez perjudica el funcionamiento del sistema inmunológico
  b.   Bloquea la producción de anticuerpos que son los que combaten las infecciones en el cuerpo.
  c.   Mejoran la función digestiva
  d.   Contribuyen al insomnio

10.   El consumo de alcohol puede:
  a.   Deteriorar las funciones del sistema inmunitario del cuerpo hasta por 24 horas
  b.   Desencadenar la enfermedad del hígado graso
  c.   Contribuir a aumentar la presión arterial, el índice de masa corporal y el riesgo de cáncer
  d.   Todo lo anterior

11.   Los pollos criados en granjas industriales:
  a.   Crecen anormalmente rápido
  b.   Encerrados en espacios pequeños sin aire fresco, luz solar o libertad de movimiento
  c.   En segundo lugar, después de la carne de cerdo en términos de beneficios positivos
  d.   Son mantenidos en un estado de constante estrés, que es muy inmunosupresor.

12.   Los expertos en salud pública se preocupan por la "gripe aviar" en las granjas avícolas porque podría:
  a.   Poner en peligro el suministro de agua
  b.   Impactar negativamente la calidad de la carne de pollo para asar
  c.   Saltar a los humanos y causar una pandemia mortal
  d.   Reducir la producción total de huevos

¿Verdadero o Falso?

Encierre en un círculo la respuesta correcta de Verdadero o Falso para cada una de las siguientes afirmaciones:

1.	Debido a la actitud culta del público estadounidense, muy pocos animales de granja se crían en granjas industriales.	Verdadero	Falso
2.	Varios virus, incluidos el virus Nipah y el H1N1 (gripe porcina), ya han dado el salto de los cerdos a los humanos.	Cierto	Falso
3.	Más del 80% de los cerdos tienen neumonía en el momento de ser sacrificados.	Cierto	Falso
4.	Los productos lácteos a menudo incluyen niveles elevados de pesticidas, hormonas y antibióticos.	Cierto	Falso
5.	El uso excesivo y generalizado de antibióticos en las granjas industriales estrechamente relacionado con la resistencia a los antibióticos esta ganando terreno en los EE. UU. actualmente.	Cierto	Falso
6.	Ya nadie come carne de animales silvestres.	Cierto	Falso
7.	Una persona que come un mono puede poner en peligro al mundo entero.	Cierto	Falso
8.	El hecho de que cada año se diagnostiquen 25.000 casos de lepra en Brasil podría deberse al alto consumo de armadillos en ese país.	Cierto	Falso
9.	El virus del VIH (SIDA) en realidad se inició a partir del consumo de chimpancés.	Cierto	Falso
10.	El ántrax, el virus del Ébola y la rabia son tres enfermedades que se originaron en los animales y se transmitieron a los seres humanos.	Cierto	Falso

Datos de la granja industrial

La Carne y otros productos animales comprados en el supermercado, a menos que se indique lo contrario, es muy probable que sean productos procedentes de granjas industriales. Vea si puede relacionar los animales de la siguiente lista con el porcentaje que se cría en granjas industriales en los Estados Unidos:

POLLOS CRIADOS PARA CARNE	**98.3%**
POLLOS CRIADOS PARA HUEVOS	**70.4%**
CERDOS	**98.2%**
VACAS	**99.8%**
PAVOS	**99.9%**

ESCALA DE AUTOEVALUACIÓN

INSTRUCCIONES: Encierre en un círculo la respuesta que más le convenga.

	😀	😐	🙁	😢
No tengo ningún problema en renunciar a las cosas si me doy cuenta de que son malas para mí:	de acuerdo	A veces	Eso sería ¡Se duro!	No creo que pueda hacerlo
El azúcar es mi comida reconfortante	Nunca	Raramente	Frecu entemente	Cada día
Me encantan las comidas fritas. ¡Si un alimento puede ser freído, hay que freírlo!	No!!	Raramente	¡Así es!	¡Abso lutamente!
Los productos lácteos y/o animales son una parte importante de mi dieta:	Para nada	De vez en cuando	Mayo ritariamente	Sin dudas!
Me encantan las donas, el pan blanco, la pasta y/o las papas fritas:	No realmente	De vez en cuando	Bastante	Eso es un hecho!
El café y/o el alcohol están entre mis bebidas favoritas:	No bebo ninguno de ellos	Raramente	La mayoría de las veces	Abso lutamente!!
Si consumo productos de origen animal, nunca constituyen más del 10% de mi plato.	Siempre	Cada vez que puedo	A veces	Nunca
Me encanta comer opciones del menú de carne exótica:	Nunca	Raramente	Regularmente	¡Cada vez que puedo!
Como alimentos integrales con una dieta basada en plantas:	Siempre	La mayoría de las veces	Raramente	Que es un vegetal?

Revisa tus respuestas en la sección anterior. ¿Hay algún paso simple y/o inmediato que pueda tomar para mejorar en alguna de estas áreas? Si es así, enumérelos a continuación:

Pasos que puedo tomar:

1 _____

_____

_____

_____

2 _____

_____

_____

_____

3 _____

_____

_____

_____

4 _____

_____

_____

_____

5 _____

_____

_____

_____

Plan de acción

Revise el "Plan de acción" de los capítulos 8, 14 y 15 como se resume a continuación. Ponga una marca de verificación junto a los que está listo para trabajar:

○ Revise las "Dietas prohibidas" para tiempos de pandemia, alimentos como el azúcar, harina blanca (y alimentos procesados en general), exceso de sal, leche (y otros productos lácteos), frituras, carne, alcohol y café. Escriba a cuáles le gustaría "renunciar" para estimular su sistema inmunológico.

○ Considere su dieta actual. Si está comiendo formas de carne que pueden aumentar su riesgo de enfermedad, busque y pruebe algunas alternativas de reemplazo que puedan ser atractivas para usted.

○ ISi cree que reducir el consumo de pollo, lácteos u otros productos animales sería demasiado difícil, mire algunos documentales sobre las granjas industriales. Para cualquiera que ame a los animales, estos pueden ser muy motivadores en términos de cambios positivos.

○ Si está consumiendo alimentos que podrían incluir antibióticos, considere qué otras alternativas podría probar.

○ Si tiene gusto por la carne "salvaje", inusual o exótica, o si:
- Usa remedios tradicionales que contienen ingredientes inusuales extraídos de alguna parte de un animal, o
- Manipula o entra en contacto con este tipo de carnes en su línea de trabajo,
- Considere cómo puede reducir su riesgo de contraer una enfermedad zoonótica a través del contacto
- con animales, luego haga e implemente un plan.

Otros puntos para recordar

¿Hay otros puntos que le gustaría recordar de los capítulos tratados en ¿esta sesión? Si es así, escríbelos aquí:

_____

_____

_____

_____

_____

_____

_____

_____

_____

TAREAS DEL CAPÍTULO:

Capítulo 11: Come, bebe y sé fuerte.

Deja que estos alimentos dominen tu plato.

LO QUE APRENDERÁS:

Al final de esta sesión, tendrá una mejor comprensión de:

Capítulo 11:

- La fuerte conexión entre la resistencia a la insulina y la función del sistema inmunológico
- El poderoso papel del óxido nítrico en la lucha contra las amenazas para la salud y cómo obtener más de este vital nutriente
- Una de las maneras más fáciles de recordar los mejores alimentos para comer (G-BOMBS®)
- La verdad sobre cada una de las G-BOMBS® y por qué deberías comerlas

Sección Adicional:

- ¿Es una dieta 100% cruda la opción más saludable?
- Por qué los fitoquímicos en su dieta deberían provenir de los alimentos (no de los suplementos)

Worksheets:

- Opción múltiple
- ¿Verdadero o Falso?
- Cuestionario G-BOMB®
- Escala de autoevaluación
- Pasos que puede tomar
- Plan de acción
- Otros puntos para recordar

¿Es una dieta 100% cruda la opción más saludable?

La mayoría de la gente sabe que las frutas, verduras e incluso las nueces crudas son alimentos saludables. Las enzimas vivas en los alimentos crudos a base de plantas y sus propiedades curativas son simplemente buenas para la salud en general. Los crudívoros llevan las cosas un paso más allá al sostener que un 100% de su dieta de alimentos crudos es la mejor opción para la salud. Otros no están tan de acuerdo.

¿Quién tiene razón? ¿Quién está equivocado? ¿O la verdad está en algún punto intermedio? Echaremos un vistazo a los pros y los contras, y responderemos algunas preguntas importantes, a continuación.

Beneficios de una dieta de alimentos crudos

Como una dieta terapéutica, muchos han descubierto que las frutas y verduras crudas no solo están repletas de nutrientes, sino que también son más fáciles de digerir. Los crudívoros señalan correctamente que algunas enzimas valiosas, antioxidantes y vitaminas se destruyen en el proceso de cocción.[108]

Los alimentos crudos tienden a alcalinizar el cuerpo, lo que resulta en menos acidez, lo que a su vez se traduce en menos inflamación.[109] Cuando el cuerpo es más ácido, el sistema inmunológico se ve obstaculizado, lo que aumenta el riesgo de contraer una enfermedad.[110] Aunque los factores no alimentarios (como la contaminación ambiental, agua deficiente en minerales y estrés) pueden contribuir a la acidosis en el cuerpo, no son los únicos culpables.[111] Los alimentos procesados, la mala nutrición y una dieta demasiado alta incluso en alimentos cocinados saludablemente pueden contribuir a un estado peligroso y menos alcalino.[112]

Los alimentos cocidos (especialmente los altamente procesados) tienden a permanecer más tiempo en el tracto digestivo, lo que aumenta el riesgo de fermentación y otros desafíos en el intestino.[113] Cuando los alimentos fermentan en el intestino, las proteínas se pudren y las grasas se vuelven rancias. Los desechos tóxicos se acumulan y la inflamación comienza, lo que eventualmente dañará el revestimiento de la mucosa del intestino. Esto conduce al síndrome del intestino permeable (donde las toxinas del "sistema de alcantarillado" del cuerpo se filtran en los órganos vitales, causando estragos dondequiera que vayan). Comer una dieta con un mayor porcentaje de alimentos crudos de origen vegetal es una de las mejores maneras de mantener los intestinos en movimiento y evitar la acumulación de sustancias tóxicas en el cuerpo.[114]

Además, los investigadores han descubierto que una dieta basada en plantas de alimentos crudos puede resultar en:

- Mejor digestión y regularidad[115]
- Mejora de la función del corazón, el hígado y los riñones[116]
- Menor riesgo de artritis, trastornos autoinmunes, cáncer, alergias alimentarias,
- dolores de cabeza, osteoporosis, dolores y molestias musculares, y Parkinson[117]
- Menor síndrome premenstrual y mejor equilibrio hormonal en general[118]
- Más energía[119]
- Piel más limpia [120]
- Peso corporal más saludable[121]

Beneficios de los alimentos cocinados

- "Cocinar mata las enzimas de los alimentos" es un argumento importante presentado por los defensores de los alimentos crudos. Es cierto que la cocción degrada los nutrientes de algunos alimentos. Sin embargo, el acto de cocinar ayuda a liberar los nutrientes de otros alimentos, al mismo tiempo que hace que otros sean más digeribles.[122]
- En el caso de alimentos ricos en betacaroteno y licopeno (como la calabaza, las batatas y los tomates), la cocción es especialmente beneficiosa. En tales productos, el calor ayuda a liberar los nutrientes, haciéndolos más biodisponibles para el cuerpo.[123] Esto ¡además de hacer que muchos de ellos sepan mucho mejor! Otras verduras que se benefician de la cocina incluyen:
- Verduras crucíferas (como brócoli, repollo, coliflor y col rizada). Los compuestos de bociógeno en estos alimentos, cuando se comen crudos y en exceso, pueden bloquear la función tiroidea o incluso desencadenar hipertiroidismo. Sin embargo, estos compuestos potencialmente problemáticos se desactivan Con la cocción .[124]
- Pimientos y champiñones, que algunos investigadores han descubierto que son más ricos en nutrientes cuando se cocinan.[125]
- Las legumbres se pueden disfrutar mucho más fácilmente cuando se cocinan. (Las legumbres consumidas en una dieta de alimentos crudos deben ser germinadas).[126]

Conclusión

La mayoría de las personas harían bien en comer muchas más frutas y verduras al día, algunas cocidas y otras crudas. Las pautas dietéticas actuales para los estadounidenses recomiendan 2 tazas de frutas y 2 ½ tazas de verduras.[127] La mayoría de los estadounidenses comen mucho menos que eso, con un promedio de media taza de frutas y 1 ½ tazas de verduras al día.[128]

Comer más vegetales, especialmente "crudos", puede ser particularmente beneficioso para más del 65 % de los estadounidenses que tienen sobrepeso u obesidad.

La densidad alimenticia de las verduras crudas permite comer mucho más y sentirse mucho más satisfecho que con otros alimentos.

Si bien una dieta basada en plantas crudas tiene sus ventajas terapéuticas, vale la pena señalar que ninguna civilización humana ha sobrevivido a largo plazo con una dieta de alimentos crudos. La dieta más saludable y sostenible sería una dieta de alimentos integrales basada en plantas que incluya un equilibrio entre alimentos crudos y cocidos.

Por qué los fitoquímicos en su dieta deberían provenir de alimentos (No Suplementos)

Ha habido bastante alboroto sobre los fitoquímicos en los últimos años, y con justa razón. Estos productos químicos naturales que se encuentran en los alimentos juegan un papel importante ayudando al cuerpo a funcionar correctamente.[129] Los fitoquímicos también ayudan a proteger contra las enfermedades crónicas y el cáncer.[130]

¿Qué son los fitoquímicos?

La palabra fito proviene de la palabra griega que significa planta.

A veces denominados fitonutrientes, estos compuestos químicos son los que dan a las plantas sus diversos colores, aromas y sabores.[131]

Los fitoquímicos ayudan a determinar el color de una planta. Estos colores (rojo, azul, amarillo, verde, naranja, morado y blanco) nos ayudan a identificar el tipo de fitoquímicos que contiene una planta.

Por ejemplo, el naranja del betacaroteno se asocia con vegetales de ese color (como las zanahorias). Algunos de los fitoquímicos más conocidos, junto con sus fuentes vegetales, incluyen:

- Flavonoides: frutas (manzanas y arándanos), café y té.
- Curcuminoides - cúrcuma y mostaza.
- Licopeno - tomates, pimientos rojos y sandía Isoflavonoides - soja, cacahuetes y garbanzos
- Carotenoides: zanahorias (betacaroteno) y verduras de hojas verdes oscuras
- Polifenoles - uvas (y vino), bayas (negras, azules, y frambuesas)
- Sulfuros de alilo: ajo, cebollín y puerros
- Ácidos fenólicos - hierbas y legumbres[132]

Beneficios para la salud de los fitoquímicos

Aunque no se consideran nutrientes esenciales como la vitamina C, los compuestos fitoquímicos son invaluables para su salud. Pueden estimular su sistema inmunológico, apoyar la desintoxicación, reducir la inflamación y regular las hormonas.[133] También ayudan a las plantas a resistir hongos e infecciones bacterianas o virales.[134]

Los estudios muestran que algunos fitoquímicos son antiinflamatorios.[135] Otros fitoquímicos, como los que se encuentran en el brócoli, la col rizada, las coles de Bruselas y la coliflor, pueden:

- Suprimir el crecimiento tumoral
- Limitar la producción de hormonas relacionadas con el cáncer y
- Contrarrestar los agentes causantes de cáncer en su cuerpo.[136]

Las Compañías de Suplementos, nos rescatan o no

Reconociendo los muchos beneficios de los fitoquímicos para la salud, muchas compañías de suplementos han elaborado productos para que las personas puedan contar con la "dosis diaria" de estos valiosos nutrientes simplemente tomando una píldora. El problema con este enfoque es que los investigadores han identificado más de 3,000 tipos de fitonutrientes.[137] Si bien algunos tipos de fitoquímicos pueden estar empaquetados en una píldora, solo hay una forma de obtener la gama completa de nutrición que ofrece la naturaleza: ¡comerse el arcoíris! Dado que los diferentes colores de los alimentos representan diferentes fitoquímicos, obtienes una gran nutrición cuando pones una variedad de alimentos coloridos de origen vegetal en tu plato.

Otros desafíos de suplementos

Otros desafíos con los suplementos identificados por los investigadores incluyen que:

- No proporciona la mejor combinación de nutrientes y fitoquímicos para mantener el cuerpo [138]
- Es posible que el cuerpo no los absorba tan fácilmente como los de alimentos enteros,[139] y/o
- Puede ser tóxico, o incluso causar cáncer, en dosis más altas.[140]

¿No está agotado el suelo?

Algunas personas prefieren tomar suplementos porque les preocupa el agotamiento nutricional de los suelos hoy en día, en comparación con hace algunas décadas. Esto puede ser verdad hasta cierto punto, pero si el suelo no fuera rico en nutrientes, ¿seguirían creciendo las plantas?

La Biblia nos dice que la tierra siempre proveerá el alimento necesario para nutrirnos. En otras palabras, siempre habrá alimentos que sustentarán la vida para comer hasta el final de los tiempos. "

Mientras la tierra exista, habrá siembra y cosecha, frío y calor, verano e invierno, y días y noches". (Génesis 8:22, Nueva Versión Internacional)

Si le preocupan las deficiencias nutricionales del suelo o los pesticidas, intente cultivar sus propios vegetales y compre productos orgánicos que no contengan pesticidas. Alternativamente, siempre lave bien todas las frutas y verduras no orgánicas para reducir la exposición a los pesticidas.

Opción múltiple

Después de revisar las asignaciones de los capítulos, encierre en un círculo la(s) respuesta(s) correcta(s) para cada una de las las preguntas a continuación. (Nota: algunas preguntas tienen más de una respuesta correcta).

1. Óxido nítrico, conocido como la "molécula milagrosa":
   - a. IEs más difícil de producir para el cuerpo humano después de los 70 años.
   - b. Se obtiene fácilmente comiendo tocino, perritos calientes y jamón.
   - c. Es una primera línea vital de defensa contra las infecciones virales
   - d. Es un poderoso optimizador de la circulación sanguínea

2. Los alimentos ricos en nitratos naturales incluyen:
   - a. Nueces y semillas
   - b. Vegetales de hoja verde
   - c. Ajo
   - d. Jamón al horno con miel

3. La resistencia a la insulina:
   - a. Es un gran problema en los EE. UU., donde afecta entre 60 y 70 millones de personas aproximadamente.
   - b. Afecta el sistema inmunológico de manera muy significativa.
   - c. No tiene relación con la grasa en la dieta.
   - d. Responde mejor a alimentación integral basada en plantas

4. Los alimentos saludables recomendados en el acrónimo G-BOMB® incluyen:
   - a. Verduras, bayas y frijoles
   - b. Cebollas, ajo y champiñones
   - c. Nueces y semillas
   - d. Galletas Oreo®

5. Las Verduras:
   - a. Son algunos de los alimentos más saludables del planeta.
   - b. Fortalecen el sistema inmunológico
   - c. Son ricas en clorofila
   - d. Ayudan a eliminar toxinas dañinas e impurezas de la sangre.

6. Los Frijoles:
   - a. Causan muchos gases, por lo que no deben comerse
   - b. Tienen un alto contenido de antioxidantes que promueven la salud.
   - c. Proporcionan una excelente fuente de fibra, folato y proteína
   - d. Son beneficiosos para las buenas bacterias intestinales.

7. Las Cebollas, ajos y sus primos allium:
   - a. Causan mal aliento, por lo que no debe comerse (especialmente en ocasiones sociales)
   - b. Son muy beneficiosos para el sistema inmunológico y la salud en general.
   - c. Son ricos en vitaminas, minerales y otros compuestos que promueven la salud.
   - d. Tienen un efecto antinflamatorio en el cuerpo.

8. Se ha demostrado que los champiñones:
   - a. Ayudan a controlar el peso
   - b. Erradican virus, bacterias y levaduras
   - c. Llenan el cuerpo con sustancias nocivas similares a los que producen los hongos.
   - d. Estimulan el sistema inmunológico

9. Las Semillas:
   - a. Son extremadamente nutritivas porque contienen los nutrientes necesarios para desarrollar una planta.
   - b. Están cargados de grasas no saludables.
   - c. Nunca deben comerse crudas
   - d. Están repletos de vitaminas, minerales y antioxidantes.

10. Almendras y nueces:
   - a. Son las "superestrellas" en la categoría de frutos secos
   - b. No son saludables y no se deben comer
   - c. Contienen la vitamina E que necesita el sistema inmunitario para protegerse de las bacterias invasoras.
   - d. Son fuente de grasas saludables

11. Las bayas son:
   - a. Es mejor dejar que los osos se las coman
   - b. Una de las mejores fuentes naturales de antioxidantes en la dieta
   - c. Bajas en calorías
   - d. Ricas en compuestos que potencian la respuesta inmunitaria

12. Tres poderosos antioxidantes que promueven la salud y que se encuentran en las bayas son:
   - a. Antocianinas
   - b. Antocianuro
   - c. Quercetina
   - d. Vitamina C

¿Verdadero o Falso?

Encierre en un círculo la respuesta correcta de Verdadero o Falso para cada una de las siguientes afirmaciones:

1.	El óxido nítrico en la dieta ayuda con la vasodilatación, un proceso que relaja y ensancha los vasos sanguíneos internos, lo que aumenta la circulación y reduce la presión arterial.	Verdadero	Falso
2.	Los nitratos agregados en la dieta en alimentos como el tocino, los embutidos, las salchichas y el jamón se han relacionado fuertemente con el cáncer, entre otros problemas de salud.	Cierto	Falso
3.	El acrónimo G-BOMBS®, que sirve como un poderoso recordatorio de los mejores alimentos para comer, fue ideado por Benjamin Franklin.	Cierto	Falso
4.	Se ha demostrado que la espinaca mejora la función de los glóbulos rojos, fortalece los huesos, regula la presión arterial y el ritmo cardíaco y combate los radicales libres.	Cierto	Falso
5.	La proteína en los frijoles prácticamente no tiene un impacto en la capacidad del cuerpo para construir células del sistema inmunológico.	Cierto	Falso
6.	Se ha demostrado que los frijoles protegen contra el cáncer (debido a sus propiedades antioxidantes y antiinflamatorias).	Cierto	Falso
7.	Las cebolletas, el ajo, las cebollas y los puerros contienen flavonoides que promueven la producción de glutatión, un poderoso antioxidante que se ha demostrado que estimula el sistema inmunológico y ayuda a desintoxicar el cuerpo.	Cierto	Falso
8.	Comer ajo y cebolla es particularmente malo para la salud cardiovascular.	Cierto	Falso
9.	Los investigadores han descubierto que las personas que comen nueces regularmente viven vidas más largas y saludables.	Cierto	Falso
10.	Las semillas de lino (o linaza) son ricas en grasas omega-3 útiles.	Cierto	Falso

Cuestionario G-BOMB®

Una de las mejores maneras de recordar los alimentos más saludables para comer es usando G-BOMBS® acrónimo acuñado por el Dr. Joel Furhman. Dibuja líneas para que coincidan los grupos de alimentos G-BOMBS® con algunos de sus beneficios a continuación:

Verduras	Este alimento representa a toda la familia Allium, rica en antioxidantes, flavonoides y otras propiedades curativas.
Frijoles	¡Este alimento estimula el sistema inmunológico, destruye las células cancerosas, combate los virus e incluso puede ayudar a controlar el peso!
Cebollas	Estos pequeños alimentos son una de las mejores fuentes de antioxidantes de la naturaleza, incluidas las antocianinas, la quercetina y la vitamina C.
Hongos	Es de los alimentos más saludables del planeta, estos alimentos vegetales promueven la oxigenación y el flujo sanguíneo. (Pista: obtienen su color vibrante de la clorofila).
Bayas	Estos alimentos superestrella saludables para el corazón están repletos de algunos de los nutrientes más importantes del planeta.
Semillas	Ricas en fibra y folato, estas potentes plantas de energía son particularmente saludables para elcorazón y el intestino.

ESCALA DE AUTOEVALUACIÓN

INSTRUCCIONES: Encierre en un círculo la respuesta que más le convenga.

	😊	😐	😟	😢
Si llego tarde a una comida, el azúcar en mi sangre comienza a bajar:	Para nada	Tal vez un poco	Bastante	No puedo perderme una
Como muchas frutas y verduras, tantocrudas como cocidas, todos los días:	¡Por supuesto!	La mayoría del tiempo	Algunas veces	Las papas fritas cuentan?
¡Me encantan las ensaladas! y	¡Defi nitivamente sí!	Mayormente	No tanto	Jamas como nada crudo
Las cebollas y el ajo son una parte	Siempre	Fre cuentemente	A veces	Nunca
Yo como bayas regularmente:	Todo el tiempo	Bastante	De vez en cuando	Casi nunca
Las semillas crudas y/o frutos secos son parte frecuente de mi menú:	Siempre	La mayoría de veces	A veces	No del todo
Mi dieta es un equilibrio saludable de Alimentos integrales de origen vegetal crudos y cocidos:	¡Todos los días!	La mayoría de veces	A veces	¡No relamente!
Como frijoles al menos una vez al día:	Siempre	La mayoría de veces	A veces	¡No me sientan bien!
Hay varios tipos de Champiñones incluidos en mi dieta:	Sí	Tal vez un tipo	De vez en cuando	¡Odio los hongos!

Revisa tus respuestas en la sección anterior. ¿Hay algún paso simple y/o inmediato que pueda tomar para mejorar en alguna de estas áreas? Si es así, enumérelos a continuación:

Pasos que puedo tomar:

1 _____

_____

_____

_____

2 _____

_____

_____

_____

3 _____

_____

_____

_____

4 _____

_____

_____

_____

5 _____

_____

_____

_____

Plan de acción

Revise el "Plan de acción" del capítulo 11 como se resume a continuación. Ponga una marca de verificación junto a los que está listo para trabajar:

○ Obtengo suficiente óxido nítrico en mi dieta de fuentes naturales.

○ Los alimentos que como mantienen estables mis niveles de azúcar en la sangre.

○ Como todas las categorías de alimentos G-BOMB® con regularidad.

○ Todavía hay algunas maneras en que puedo mejorar mi dieta (enumérelas a continuación en "Otros puntos para recordar").

Otros puntos para recordar

¿Hay otros puntos que le gustaría recordar de los capítulos tratados en esta sesión? Si es así, escríbelos aquí:

_____

_____

_____

_____

_____

_____

_____

_____

_____

_____

_____

_____

TAREAS DEL CAPÍTULO:

Capítulo 9: Vestirse para reprimir

Capítulo 12: Deja brillar el sol

LO QUE APRENDERÁS:

Al final de esta sesión, tendrá una mejor comprensión de:

Capítulo 9:

- Las 5 opciones de ropa que realmente pueden enfermarte
- Por qué mantener la temperatura corporal central adecuada promueve la salud del sistema inmunitario
- Cómo la ropa ajustada limita la circulación y la salud
- Telas tóxicas que realmente pueden dañar tu salud, además: las mejores telas para vestir

Capítulo 12:

- 6 formas en que la luz del sol estimula el sistema inmunológico
- El impacto curativo de los diferentes colores de luz.
- La luz azul y su poderoso impacto – mañana y tarde
- En qué se parecen la luz del sol y el ejercicio
- La conexión de la vitamina D con la luz solar, la función del sistema inmunitario y el COVID-19

Secciones adicionales:

- La magia del sol matutino
- ¡Para tener éxito, no hace falta vestirse tanto!

Hojas de trabajo:

- Opción múltiple
- ¿Verdadero o Falso?
- Hechos de la tela "buena"
- Escala de autoevaluación
- Pasos que puede tomar
- Plan de acción
- Otros puntos para recordar

La magia del sol de la mañana

Cuando expones tu piel a una dosis saludable de sol, cosas buenas sucederán. Los investigadores han informado que los cálidos y calmantesrayos del sol pueden:

- Aumentar la energía[141]
- Promover un mejor sueño[142]
- Reducir el riesgo de síndrome metabólico[143]
- Curar la inflamación[144]
- Reducir el riesgo de cáncer[145]

La mayoría de la gente sabe que la luz solar también es una fuente importante de vitamina D, que se ha demostrado que protege contra la inflamación, mejora la función cerebral y reduce la presión arterial.[146] Lo que podría no ser tan conocido es el impacto de la luz solar sobre las hormonas estimulantes del estado de ánimo (como la serotonina y la dopamina).

La luz del sol y las "hormonas de la felicidad"

Los investigadores han descubierto que la luz solar aumenta la liberación de serotonina (una de las hormonas del cuerpo que mejoran el estado de ánimo y nos hacen sentir bien) en el cerebro.[147] Además de aumentar nuestros cocientes de felicidad, la serotonina nos ayuda a sentirnos más tranquilos y concentrados.[148] La serotonina también desencadena la liberación de melatonina, otra importante hormona relacionada con el estado de ánimo[149].

La melatonina ayuda a regular el ciclo de sueño y vigilia del cuerpo, conocido como ritmo circadiano.[150] Con suficiente melatonina, es probable que durmamos mejor por la noche, y nada aumenta los niveles de dopamina como una buena noche de descanso.[151] (¡La dopamina, la hormona de la felicidad y del bienestar asociada con las recompensas, la euforia y la felicidad pura!)[152] ¡No hace falta decir que la liberación de dopamina adicional también es muy beneficiosa para el estado de ánimo en general y la perspectiva de la vida!

Juntas, estas "hormonas de la felicidad" juegan un papel muy importante en la regulación de nuestros niveles de energía y la estabilización de nuestras emociones.

Sol matutino al rescate

Los investigadores que estudiaron el impacto de la luz solar en la salud y el estado de ánimo han descubierto un hecho muy interesante: no toda la luz solar causa el mismo impacto. La exposición a la luz solar de la mañana (generalmente alrededor de las 6 a. m.) produce una mayor producción de serotonina que la exposición a la luz solar en otros momentos del día.[153]

Se ha descubierto que los niveles elevados de serotonina desencadenados por la exposición al sol temprano en la mañana protegen contra la depresión, los patrones de sueño interrumpidos y/o el insomnio.[154] La falta de sueño resultante, a su vez:

- Mejor digestión y regularidad[115]
- Debilita el sistema inmunológico[155]
- Afecta la salud mental y física[156]
- Provoca cansancio diurno, letargo, irritabilidad, y depresión.[157]

Pequeñas dosis son suficientes

No se necesita una gran dosis de luz solar para darle al cuerpo lo que necesita. De 10 a 20 minutos de exposición a la luz de la mañana es todo lo que se necesita.[158] Demasiada exposición a la luz solar en realidad puede provocar dolores de cabeza, debido a una sobrecarga de serotonina que se envía al cerebro.[159] Exceso de exposición a la luz solar (más de 40 minutos) para los fuertes rayos del sol del mediodía también pueden dañar la piel.[160] Si está en la playa tomando el sol del mediodía, asegúrese de aplicar al menos protector solar SPF 30.

"Soluciones alternativas" para las personas que las necesitan

Desafortunadamente, muchas personas no están en una situación en la que puedan ir a "tomar el sol" a las 6 de la mañana. Pueden vivir en Alaska (donde el sol brilla de forma irregular), ir corriendo al trabajo o ya estar trabajando en un edificio sin ventanas.

Afortunadamente, existe una solución para las personas que no tienen la oportunidad de recibir el sol de la mañana con regularidad: la terapia de luz azul.

Terapia de luz azul: una respuesta

Para aquellos que trabajan muchas horas en el interior o no tienen acceso al sol de la mañana, la tecnología moderna ha proporcionado una solución lista. La terapia de luz azul se puede utilizar para replicar la entrada de la luz solar de la mañana.[161] Para ser más eficaz, cualquier luz terapéutica comprada debe ser una luz azul de grado médico con al menos 10,000 lux.[162] Aunque nada puede superar a los rayos naturales del sol, la terapia de luz azul ha demostrado:

- Mejorar el estado de ánimo de quienes padecen depresión[163]
- Ser eficaz como tratamiento contra el insomnio[164], y
- Proteger contra el Trastorno Afectivo Estacional (SAD)

Muchas personas que luchan contra estas enfermedades han descubierto que la compra de una luz azul es una inversión muy inteligente para su salud. (Nota: nunca mire directamente a una luz azul, ya que puede dañar la retina).[166]

Al considerar cómo estimular su sistema inmunológico, su salud en general y su estado de ánimo, no olvide la importancia de la luz del sol por la mañana.

Una buena dosis de luz, ya sea del sol natural o en forma de terapia de luz, ayudará a regular los ritmos naturales de tu cuerpo y mente. Con el estrés de vivir en nuestro mundo moderno, no hay mejor momento para usar la luz del sol para aumentar nuestras " hormonas de la felicidad".

¡Para tener éxito, no hace falta vestirse Tanto!

"**V**ístete para el éxito" es un adagio consagrado que se ha repetido a menudo a lo largo de los años. Sin embargo, otro principio importante en el que no se piensa mucho puede tener un impacto significativo en su salud: "¡Para tener éxito, no hace falta vestirse tanto!

Si bien usar suficiente ropa es ciertamente importante, usar demasiada (o las cosas incorrectas) puede ser dañino. La mala costumbre de vestirse en exceso comenzó en los siglos XVIII y XIX. Durante esos días "de moda", la gente rica usaba tantas prendas de vestir y accesorios que, literalmente, podía tomar una hora para vestirse todos los días! [167].

De petimetres y tontos

Un ejemplo de exceso de ropa en el siglo XVIII fue el "petimetre", una palabra que significa "tonto" y que se aplicaba a los hombres que se vestían de "gracias y aires". Los petimetres eran especialmente conocidos por su atención a los últimos caprichos de la moda y sus conjuntos de ropa escandalosamente elaborados. Los hombres de antaño usaban pantalones ajustados, chalecos elegantes con adornos de encaje y botones elaborados, abrigos de terciopelo o satén con adornos de encaje, corbatas, pelucas elaboradas y zapatos de tacón alto.[168]

Para no quedarse atrás, las mujeres ricas del pasado solían llevar vestidos lujosos con polisones exagerados y largas colas. Los aros, los corsés, los volantes de encaje en el cuello, los volantes en las mangas y los tocados con alambre también fueron accesorios populares.

Si bien muchas de las tendencias de la moda de los siglos pasados parecen extravagantes o tontas ahora, algunas eran realmente dañinas para la salud. Los corsés bien ajustados, las faldas largas que se arrastraban por el barro, las faldas con miriñaques difíciles de manejar e incluso los tacones altos, todos pasaron factura.[169]

Desafíos de hoy

Si bien las tendencias de la moda de hoy son muy diferentes a las de los siglos pasados, algunas son un verdadero desafío para la salud del cuerpo hoy en día. La siguiente es una breve lista de algunas de las modas más peligrosas:

Tacones altosy

Los desafíos de salud creados por usar tacones altos incluyen:

- Mayor riesgo de esguince de tobillo. (Los tacones altos son una de las principales razones por las que las mujeres se tuercen los tobillos).[170]
- Irritación en los dedos de los pies (que en algunos casos requiere cirugía para corregir).[171]
- Una alineación poco saludable de las caderas que puede causar dolor, una curvatura anormal de la columna vertebral o problemas crónicos de espalda.[172]
- Daño a músculos y tendones.[173]

Para el calzado femenino, los zapatos de tacón más cortos serían una opción mucho mejor que los tacones de aguja, siendo los zapatos planos elegantes la mejor opción de todas.

Fajas

Las fajas u otros aparatos de "entrenamiento de la cintura" hacen más que restringir el movimiento. También pueden disminuir la capacidad pulmonar. y en última instancia, la fuerza general. [174]

Maquillaje Tóxico

Investigadores de la Universidad de California–Berkeley encontraron grandes cantidades de toxinas (como cadmio, cromo y plomo) en el 75 % de las muestras de lápiz labial analizadas.[175] Si usa un lápiz labial tóxico, ¡las toxinas se filtran en sus poros prácticamente cada vez que lo aplica!

Las toxinas comunes que se encuentran en el lápiz labial incluyen:

- Aluminio: que los investigadores han descubierto que puede causar Alzheimer, anemia y osteoporosis, entre otras enfermedades.[176]
- Cadmio: un agente causante de cáncer documentado que se ha encontrado en muchas biopsias de cáncer de mama.[177]
- Cromo, que se ha relacionado con el cáncer de estómago.[178]
- Plomo, que puede resultar en una disminución del coeficiente intelectual, irreversible daño celular en el cerebro y trastornos de la personalidad.[179]

Si usa lápiz labial y desea obtener más información, consulte la lista de la FDA de las peores toxinas del lápiz labial,[180] luego verifique los ingredientes del maquillaje que está usando.

Bolsos o carteras pesadas

Transportar una bolsa pesada puede provocar molestias y dolores en las áreas de la cabeza, el cuello y los hombros[181]

Ropa ajustada

Aunque ya se mencionó en el libro, la ropa ajustada es tan dañina que vale la pena mencionarla nuevamente. Cualquier ropa que restrinja el flujo de sangre es mala para la salud. En los hombres, los jeans ajustados pueden causar infertilidad y/o una condición dolorosa llamada torsión testicular (donde la falta de circulación conduce a la pérdida del testículo).[182] Los pantalones ajustados también pueden causar entumecimiento y/o daño permanente a los nervios.[183] Incluso existe el "síndrome de los pantalones ajustados", que se caracteriza por molestias abdominales, eructos, acidez estomacal y/u otros problemas digestivos.[184].

EN POCAS PALABRAS: a menos que le hayan recetado medias de compresión por alguna razón médica, ¡debe evitar la ropa ajustada!

Opción múltiple

Después de revisar las asignaciones de los capítulos, encierre en un círculo la(s) respuesta(s) correcta(s) para cada una de las las preguntas a continuación. (Nota: algunas preguntas tienen más de una respuesta correcta).

1. **Enfriarse puede:**
   a. Debilitar el sistema inmunológico y el poder del cuerpo para combatir infecciones
   b. Ocurre cuando los pies no se mantienen calientes.
   c. Hacen que sea más fácil atrapar un "bicho"
   d. Ninguna de las anteriores

2. **El mecanismo protector que reduce el flujo sanguíneo en el cuerpo cuando se enfrenta al frío se conoce como:**
   a. Efecto reflejo
   b. Contracción de Neumonía
   c. Gran movilizador del sistema inmunológico
   d. Efecto de reflujo

3. **Usar ropa ajustada puede:**
   a. IAumentar el flujo de sangre a ciertas áreas del cuerpo.
   b. Inhibir el flujo sanguíneo
   c. Provocar dolor, reflujo ácido y/o problemas digestivos
   d. Reducir la capacidad del sistema inmunitario para funcionar a un nivel óptimo

4. **Vestirse demasiado abrigado cuando hace calor:**
   a. No tiene nada que ver con la salud
   b. Puede debilitar la función del sistema inmunológico
   c. Pone a prueba el sistema de enfriamiento del cuerpo
   d. Es muy importante, especialmente en Perú

5. **Seguir usando pantalones o mallas después un entrenamiento sudoroso:**
   a. A. Aumenta el riesgo de infecciones cutáneas, bacterianas y por hongos
   b. Ayuda al cuerpo a evitar la deshidratación
   c. Evitar hacerlo
   d. Es más seguro si la ropa está hecha de tela no transpirable.

6. **Los investigadores han descubierto que el uso de ropa ajustada:**
   a. Disminuye el tamaño de las deposiciones
   b. Debilita la función del sistema nervioso autónomo
   c. Disminuye la actividad de la musculatura del tronco.
   d. Todo lo anterior

7. **Los tejidos tóxicos que pueden dañar tu salud incluyen:**
   a. Poliéster
   b. Rayón y Nailon
   c. Tejidos a base de bambú y algodón
   d. Spandex

8. **Los Virus causantes de diarrea:**
   a. Pueden durar unas pocas semanas en la ropa
   b. Pueden crecer y desarrollarse en ropa sin lavar
   c. Duran más que los coronavirus en la ropa
   d. Se pueden erradicar mediante un ciclo de lavado normal

9. **La mejor ropa para usar sería:**
   a. Suficientemente holgada para permitir una buena circulación.
   b. Libre de químicos tóxicos
   c. De tejido transpirable y debe ser lavada regularmente.
   d. Todo lo anterior

10. **Las telas más saludables para usar incluyen:**
    a. Cachemira, algodón y cáñamo
    b. Lino y/o seda
    c. Mezclas de poliéster
    d. Lana de merino

11. **La Luz solar:**
    a. Aporta al organismo vitamina D
    b. Sirve como desinfectante
    c. Energiza las células T del cuerpo que combaten las infecciones.
    d. Ayuda en la absorción de minerales que estimulan el sistema inmunológico, como el calcio y el fósforo.

12. **Los beneficios de la terapia con luz roja incluyen:**
    a. Producción de óxido nítrico
    b. Estimulación linfática
    c. Curación de heridas más rápida
    d. Todo lo anterior

¿Verdadero o Falso?

Encierre en un círculo la respuesta correcta de Verdadero o Falso para cada una de las siguientes afirmaciones:

1.	La salud perfecta requiere una circulación perfecta.	Verdadero	Falso
2.	El uso de ropa ajustada no está relacionado con el dolor de espalda.	Cierto	Falso
3.	La sangre, las heces y los patógenos transmitidos por la saliva pueden transmitirse a través de la ropa sucia.	Cierto	Falso
4.	Los investigadores han descubierto que el poliéster tiene propiedades antienvejecimiento, antiasma, antieczema y antifúngicas.	Cierto	Falso
5.	El tiempo en una cabina de bronceado es la mejor manera de beneficiarse de sumergirse en todo el espectro de la luz curativa.	Cierto	Falso
6.	Aunque la luz ultravioleta es beneficiosa, demasiada puede contribuir a la formación de cáncer de piel.	Cierto	Falso
7.	La exposición a la luz azul por la noche puede ayudarte a conciliar el sueño	Cierto	Falso
8.	Se descubrió que el 85% de las personas con COVID-19 grave tenían deficiencia de vitamina D.	Cierto	Falso
9.	Los pacientes de COVID-19 con deficiencia de vitamina D tenían una tasa de mortalidad de 4 a 5 vecesmayor que las personas con niveles normales de vitamina D.	Cierto	Falso
10.	La suplementación con vitamina D contribuye a la obesidad.	Cierto	Falso

Datos de la "buena" tela

A continuación, se enumeran algunas de las mejores telas para usar, como se muestra en el Capítulo 9. Dibuja líneas para unir las telas "buenas" con algunos de sus beneficios:

Bambú	Con su tacto suave y sedoso, este tejido natural también se siente increíble en contacto con la piel.
Cachemira	Conocido por su resistencia y durabilidad, este popular tejido para ropa mantiene bien su forma y se suaviza con el uso.
Algodón	Este material transpirable, cómodo, hipoalergénico y duradero es fácil de cuidar y adecuado para todas las estaciones.
Cáñamo	Una nueva opción fascinante, este tejido biodegradable es transpirable, hipoalergénico, termorregulador, sedoso y suave.
Lino	Esta tela ligera y suave es una opción totalmente natural que regula la temperatura y la humedad, ofrece protección UV y no se hunde ni pierde su forma con el tiempo.
Merino, Lana	Reconocido por su lujosa textura, este tejido contiene un poderoso impacto de beneficios para la salud e incluso puede mejorar el sueño.
Seda	Esta tela cómoda y tradicional es transpirable, duradera, hipoalergénica, absorbe bien el sudor y trabaja con el cuerpo para protegerlo contra los cambios de temperatura.

ESCALA DE AUTOEVALUACIÓN

INSTRUCCIONES: Encierre en un círculo la respuesta que más le convenga.

	😊	🙂	😟	😢
Mis jeans están tan apretados que tengo que acostarme hacia abajo para cerrarlos:	¡De ninguna manera!	Normalmente no	La mayoría del tiempo	¡Eso es todo lo que uso!
Nunca me preocupo por pasar frio, y esto pasa a menudo:	No, me visto abrigado	Rara vez me enfrío	Fre cuentemente	¡Me enfrío mucho!
Lavo mi ropa, las sábanas, y toallas regularmente:	¡Como un reloj con alarma!	La mayoría del tiempo	Soy un poco desordenado al respecto	Rara vez lavo la ropa
Mi guardarropa se compone principalmente de telas sintéticas:	Para nada	Algo	La mayor parte	¡Es todo lo que uso!
Recibo al menos media hora de sol todos los días:	¡Abs olutamente!	La mayoría del tiempo	A veces	Rara vez
Obtengo algo de la primera luz de la mañana o uso la terapia de luz azul:	Siempre	La mayoría del tiempo	A veces	No del todo
Evito la luz azul por la noche duranteal menos una hora antes de acostarme:	¡Es un hábito para mi!	No tanto como debería	A veces	¡Nunca!
Mi nivel de vitamina D ha sido probado y esta donde debería estar:	Sí	Sí, hace más de un año .	Hace mucho tiempo	¡Nunca!
tomo suplementos de vitamina D si mi nivel baja o si he tenido problemas en esa área:	Sí	La mayoría del tiempo	Espo rádicamente	Nunca

Revisa tus respuestas en la sección anterior. ¿Hay algún paso simple y/o inmediato que pueda tomar para mejorar en alguna de estas áreas? Si es así, enumérelos a continuación:

Pasos que puedo tomar:

1 _____

_____

_____

_____

2 _____

_____

_____

_____

3 _____

_____

_____

_____

4 _____

_____

_____

_____

5 _____

_____

_____

_____

SESIÓN 7 / Hoja de trabajo
Plan de acción

Revise el "Plan de acción" de los capítulos 9 y 12 como se resume a continuación. Ponga una marca de verificación junto a los que está listo para trabajar:

○ ¿Tienes frío a menudo, o a menudo te sobrecalientas y sudas? Si es así, considere lo que puedehacer para aliviar su cuerpo del estrés por frío o calor.

○ Considere las telas que está usando. Si ya eres propenso a los eczemas o las alergias, echa un vistazo a tu guardarropa para ver cómo podrías reducir las toxinas que enfrenta el órgano más grande de tu cuerpo (la piel).

○ Considere si está recibiendo suficiente luz solar en su vida. Si no, ¡haga un plan para salir y tomar el sol!

○ Piensa en tu rutina nocturna. ¿Está utilizando la tecnología de pantalla azul hasta justo antes de acostarse? Si es así, considere las consecuencias para la salud y lo que podría hacer para mejorar.

○ Si nunca se ha hecho un control de la vitamina D, o no lo ha hecho últimamente, considere que ahora podría ser un buen momento. Si descubre que no puede obtener suficiente vitamina D a través de la exposición a la luz solar o la dieta, es posible que desee probar la suplementación.

Otros puntos para recordar

¿Hay otros puntos que le gustaría recordar de los capítulos tratados en esta sesión? Si es así, escríbelos aquí:

_____

_____

_____

_____

_____

_____

_____

_____

_____

_____

TAREAS DE LECTURA:

Capítulo 13: Muévete más, siéntate menos

LO QUE APRENDERÁS:

Al final de esta sesión, tendrá una mejor comprensión de:

Capítulo 13:

- Por qué estar demasiado tiempo sentado es un factor de riesgo independiente para un sistema inmunitario débil
- Qué le sucede a su cuerpo cuando permanece sentado durante 1, 2, 4 o 6 horas
- La conexión obesidad-COVID 19
- ¡Por qué no solo debe pararse más, sino también ponerse en cuclillas!
- Por qué ser más activo es una de las maneras más rápidas de mejorar su salud
- El poderoso impacto del ejercicio en el funcionamiento del sistema inmunitario y la salud en general
- Por qué el ejercicio como remedio es mucho más poderoso que los medicamentos
- La caminata, por qué es una de las mejores formas de ejercitarse
- Cómo comenzar a caminar, incluso si le duelen las rodillas
- Un programa de entrenamiento de intervalos de 10 pasos para caminantes

Secciones Adicionales:

- ¿Es el entrenamiento de intervalos de alta intensidad (HIIT, por sus siglas en inglés) la "píldora mágica" para perder grasa?
- "Sentándonos" para nuestro propio mal

Hojas de trabajo:

- Opción múltiple
- ¿Cierto o Falso?
- Sentado en Estadísticas
- Escala de autoevaluación
- Pasos que puede tomar
- Plan de acción
- Otros puntos para recordar

¿Es el entrenamiento de intervalos de alta intensidad la "píldora mágica" para perder grasa?

En los últimos años, muchos expertos en acondicionamiento físico han recomendado el entrenamiento de intervalos de alta intensidad (HIIT) como el ingrediente que falta para perder peso con éxito. HIIT es una forma de entrenamiento por intervalos que implica:

- Períodos cortos de ejercicio intenso (pero no total) o "sprints"
- Un período de recuperación menos activo después de cada sprint

En una escala del 1 al 10, los "sprints" se realizarían a una intensidad de 6 a 8. Por el contrario, el período de recuperación activa estaría en un nivel de intensidad de 1-3. Muchos deportistas combinan HIIT con cardio, pesas u otras formas de ejercicio. Los entrenamientos HIIT, que normalmente duran de 30 a 40 minutos cada uno, generalmente se realizan de 3 a 4 veces por semana

¿Por qué HIIT es tan popular?

Los investigadores han encontrado que las rutinas HIIT superan al cardio continuo por:

- Producir los mismos beneficios en menos tiempo[185]
- Quemar más grasa en general[186], y
- Acelerar el metabolismo del cuerpo durante horas después de que el ejercicio ha sido realizado[187].

A pesar de las ventajas altamente publicitadas de HIIT, los ejercicios cardiovasculares continuos (como caminar o andar en bicicleta) siguen siendo la mejor opción para las personas que:

- Carecen de la resistencia física para participar en HIIT, o
- No puede seguir una rutina HIIT.

La mayoría de las personas que hacen ejercicio regularmente usando una rutina HIIT aún realizan ejercicios cardiovasculares continuos. En los últimos años, una subcategoría de HIIT, conocida como Sprint Interval Training (SIT), se ha vuelto bastante popular. Los sprints SIT implican un esfuerzo total del 100 % cada vez. Debido a la mayor intensidad, los sprints y entrenamientos SIT son más cortos que los de HIIT. Por ejemplo, un entrenamiento SIT podría incluir:

- 4-6 sprints de treinta segundos a una intensidad de 10
- Un descanso completo de 2-4 minutos entre cada sprint

Los científicos miden los métodos

Recientemente, un grupo de investigadores analizó más de 70 estudios científicos relacionados con cardio continuo, HIIT y SIT.

Su objetivo era documentar qué protocolo era más eficiente para reducir el porcentaje de grasa corporal.

Durante las 9 semanas analizadas, el tiempo promedio de ejercicio de los participantes fue:

- participantes fue:
- 2 ¼ horas por semana para cardio continuo, que los investigadores llamaron Entrenamiento Cardio de Intensidad Moderada, o MICT
- 1 hora y 42 minutos para HIIT y
- 40 minutos para SIT.

Los investigadores también notaron que los participantes de SIT:

- Participaron en un 16% menos de entrenamientos cada semana que sus contrapartes MICT, y
- Pasaron un 81 % menos de tiempo corriendo que los deportistas de HIIT.

A pesar de estos factores, los científicos encontraron que SIT resultó en:

- 40% más de reducción en el porcentaje de grasa corporal que HIIT, y un
- 92% más de reducción en el porcentaje de grasa corporal que MICT.

En términos de reducción general de la grasa corporal durante el transcurso del estudio:

- Los participantes del MICT perdieron un 1,2 % de grasa corporal
- Los participantes de HIIT perdieron un 1,7 % de grasa corporal
- Los participantes de SIT perdieron un 2,3 % de grasa corporal

Los investigadores concluyeron que HIIT es superior a MICT en términos de quema de grasa corporal.[188] Además, SIT es superior tanto a MICT como a HIIT. Estos resultados fueron especialmente impresionantes a la luz del hecho de que los entrenamientos SIT requirieron solo un tercio del tiempo para realizarce que los entrenamientos HIIT, e incluso menos en comparación con MICT.

Las diferencias en el tiempo dedicado a correr durante el estudio también fueron significativas. Mientras los participantes de HIIT corrieron durante más de siete horas, los participantes de SIT corrieron poco más de una hora, en cambio los participantes de MICT (que pasaron mucho más tiempo haciendo ejercicio) nunca corrieron en absoluto.

¿Qué hace que SIT sea tan eficaz?

¿Cómo superó SIT a otras formas de entrenamiento cardiovascular, en términos de reducción del porcentaje de grasa corporal, en aproximadamente la mitad del tiempo?

La respuesta se encuentra en el hecho de que las rutinas SIT empujan al cuerpo fuera de la homeostasis, que es su "zona de confort". Cuanto más intenso es el entrenamiento, más se aleja el cuerpo de la homeostasis, lo que pone en marcha los procesos biológicos que dieron como resultado reducciones mayores y más rápidas de la grasa corporal. Así es como SIT quemó un 40% más de grasa que HIIT en un 60% menos de tiempo.

CONCLUSIÓN: si desea resultados más rápidos y es físicamente capaz de hacer HIIT o SIT, es posible que desee probarlos, especialmente si encontrar tiempo para hacer ejercicio es un verdadero desafío en tu vida.

"Sentándonos" para nuestro propio mal

La mayoría de la gente permanece sentada demasiado tiempo. Como se muestra en la ilustración de esta página, muchos también se sientan de manera poco saludable. Ambas prácticas son malas para la circulación, para el sistema inmunológico, y para la salud en general.[189] Ya sea que sea un trabajador sedentario o simplemente sienta que pasa demasiado tiempo sentado, la información de esta página tiene como objetivo motivarlo a, de ser necesario, ¡moverse más y sentarse menos!

La biomecánica de sentarse

LA POSTURA IDEAL

Si usa una computadora portátil en lugar de una computadora de escritorio en la oficina de su hogar, será necesario modificar su "configuración" para promover el mejor ángulo de visión, distancia y postura. Aquí hay algunas recomendaciones:

Estas medidas son para una persona de 5,5 pies (1,7 metros) de altura.

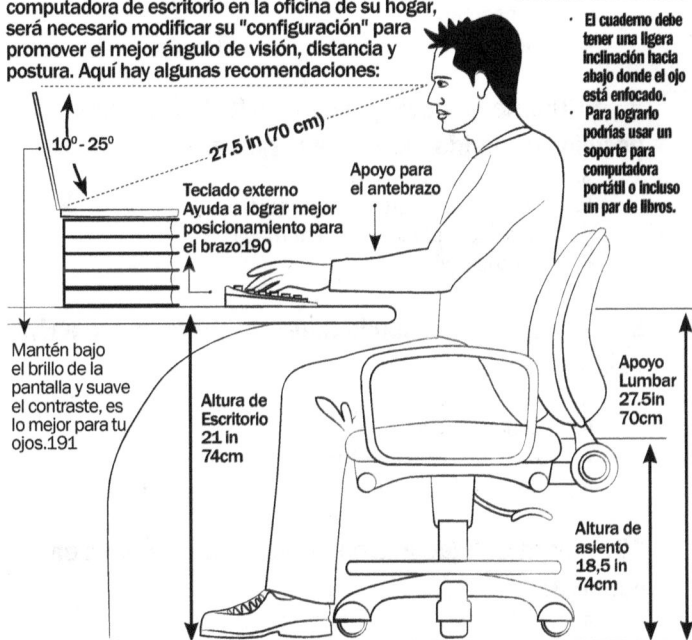

10⁰ - 25⁰

27.5 in (70 cm)

- El cuaderno debe tener una ligera inclinación hacia abajo donde el ojo está enfocado.
- Para lograrlo podrías usar un soporte para computadora portátil o incluso un par de libros.

Apoyo para el antebrazo

Teclado externo
Ayuda a lograr mejor posicionamiento para el brazo190

Mantén bajo el brillo de la pantalla y suave el contraste, es lo mejor para tu ojos.191

Altura de Escritorio 21 in 74cm

Apoyo Lumbar 27.5in 70cm

Altura de asiento 18,5 in 74cm

Oportunidades para sentarse para el Trabajador sedentario durante el día

45 minutos	→	Conducir al trabajo
4 horas	→	Trabajar en la computadora
45 minutos	→	Almorzar
4 horas	→	Trabajar en la computadora
45 minutos	→	conducir a casa
4 horas	→	Ver televisión/Leer
14 ¼ horas	→	Total del tiempo que puede pasar sentado cada dia

QUE EVITAR

En la sala de estar
Sentarse en una silla y apoyar su computadoraportátil en su regazo puede afectar negativamente la circulación sanguínea.[192]

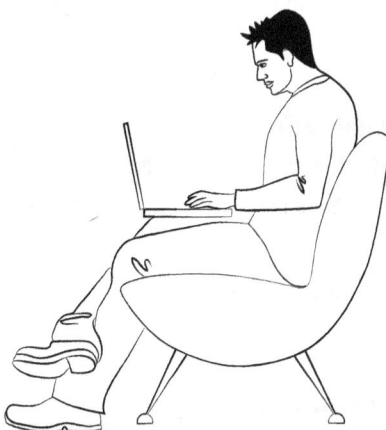

En la casa
Poner cojines detrás de la espalda no es suficiente, ya que no se consigue el ángulo óptimo entre tu cuerpo y la portátil (que es de 90°).

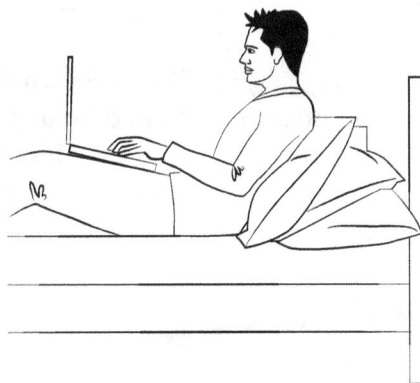

Lejos de casa
No se incline sobre la computadora portátil. Lo mejor es recostarse en la silla, pero limite el tiempo que pasa en esta posición.

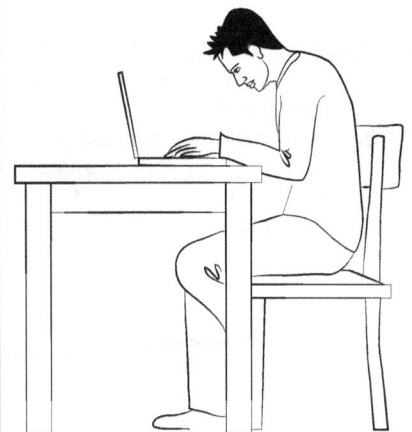

Opción múltiple

Después de revisar las asignaciones de los capítulos, encierre en un círculo la(s) respuesta(s) correcta(s) para cada una de las las preguntas a continuación. (Nota: algunas preguntas tienen más de una respuesta correcta).

1. En los Estados Unidos:
- **a.** El 80% de los trabajos no requieren actividad física
- **b.** El trabajador promedio se sienta durante 9.3 horas por día
- **c.** Los trabajadores de oficina se sientan un promedio de 12 horas por día.
- **d.** Todo lo anterior

2. Cuando una persona se sienta por solo 30 minutos:
- **a.** El cuerpo se vuelve menos sensible a la insulina.
- **b.** El metabolismo cae hasta en un 90%
- **c.** La actividad eléctrica y los músculos de la parte inferior del cuerpo y las piernas se apagan
- **d.** La actividad cerebral comienza a disminuir

3. Cuando te sientas de 4 a 6 horas:
- **a.** El riesgo de muerte por cualquier causa aumenta en un 50%
- **b.** No pasa nada malo
- **c.** El riesgo de un evento cardiovascular adverso aumenta en un 125%
- **d.** El riesgo de cáncer de colon aumenta al doble

4. Según el Dr. James Levine de Mayo Clinic, el sedentarismo:
- **a.** Es más peligroso que fumar
- **b.** Mata a más personas que el VIH
- **c.** Es algo que todos deberíamos hacer más
- **d.** Es más traicionero que lanzarse en paracaídas

5. El grupo peligroso de enfermedades relacionadas con pasar demasiado tiempo sentado incluye:
- **a.** Cánceres de mama y colon
- **b.** Enfermedades cardiovasculares
- **c.** Diabetes, depresión y demencia
- **d.** Sentarse no tiene nada que ver con la enfermedad.

6. Cuando no nos movemos regularmente:
- **a.** Nuestra inactividad conduce a la acumulación de grasa abdominal
- **b.** Con el tiempo, la inflamación crónica puede establecerse
- **c.** Nuestra respuesta a amenazas como el COVID-19 puede verse afectada
- **d.** Todo lo anterior

7. Estar activo al menos 7 horas a la semana reduce las posibilidades de morir prematuramente:
- **a.** 10% sobre los que solo están activos 30 minutos por semana
- **b.** 25% sobre aquellos que solo están activos 30 minutos por semana
- **c.** 40% sobre aquellos que solo están activos 30 minutos por semana
- **d.** No se ha encontrado una reducción en el riesgo.

8. Durante la mayor parte de la historia humana, la posición preferida para descansar ha sido:
- **a.** Reclinado en un sillón
- **b.** Recostado sobre el lado izquierdo
- **c.** Columpiándose en una hamaca
- **d.** En cuclillas

9. Las Áreas del mundo donde la gente tiende a vivir más se conocen como:
- **a.** Zonas Verdes
- **b.** Zonas azules
- **c.** Latitudes de longevidad
- **d.** Estados Centenarios

10. Los investigadores han notado que ponerse en cuclillas:
- **a.** Utiliza más músculos del core que sentado o de pie
- **b.** Se traduce en caderas más sanas
- **c.** Mejora la salud de la columna
- **d.** Todo lo anterior

11. Con respecto al ejercicio:
- **a.** Ser teleadicto debilita la función del sistema inmunológico
- **b.** El sobreentrenamiento debilita la función del sistema inmunológico
- **c.** El ejercicio moderado fortalece la función del sistema inmunológico
- **d.** Todo lo anterior

12. En los Estados Unidos y Europa combinados, la cantidad de personas que mueren por reacciones adversas a los medicamentos recetados cada año es:
- **a.** Insignificante
- **b.** Se estima que 5.000
- **c.** Se estima que 100.000
- **d.** Se estima que 328.000

¿Verdadero o Falso?

Encierre en un círculo la respuesta correcta de Verdadero o Falso para cada una de las siguientes afirmaciones:

1.	El sedentarismo es un factor de riesgo por sí solo para un sistema inmunológico débil.	Verdadero	Falso
2.	Cuando estas sentado durante 2 horas o más, el HDL (colesterol bueno) desciende un 20 %.	Cierto	Falso
3.	No hay conexión entre el estilo de vida sedentario de hoy y la proliferación de condiciones de salud crónicas.	Cierto	Falso
4.	Los tejidos adiposos del cuerpo producen citocinas proinflamatorias, lo que puede ser una de las razones por las que la obesidad se relacionó con casos más graves de COVID-19.	Cierto	Falso
5.	Los investigadores han descubierto que hacer más ejercicio es una de las formas más lentas de mejorar la salud física.	Cierto	Falso
6.	La capacidad de ponerse en cuclillas se ha asociado con un menor riesgo de morir en los próximos seis años.	Cierto	Falso
7.	Se ha descubierto que la capacidad de levantarse fácilmente desde una posición en cuclillas o sentado en el suelo (mientras toca el suelo con la menor cantidad de partes del cuerpo posible) es un predictor de qué tan pronto podría morir.	Cierto	Falso
8.	La capacidad del ejercicio sostenido para crear una fiebre artificial es uno de los factores detrás de los muchos beneficios para la salud del ejercicio.	Cierto	Falso
9.	Los productos farmacéuticos son más efectivos que el ejercicio para promover la salud.	Cierto	Falso
10.	Los ataques cardíacos relacionados con el ejercicio son muy comunes.	Cierto	Falso

Sedentarismo en Estadísticas

Como se explica en Destructores de Pandemia, el sedentarismo es un factor de riesgo, por si solo, para un sistema inmunológico débil. Dibuje líneas para igualar el impacto potencial en la salud de los distintos períodos de tiempo que pasa sentado:

30 Minutos	La actividad cerebral comienza a disminuir. La descomposición de las grasas peligrosas en la sangre se vuelve más lenta. La actividad eléctrica y los músculos de la parte inferior del cuerpo y las piernas se apagan.
2 horas	El colesterol HDL (bueno) se reduce en un 20%. El metabolismo se reduce hasta en un 90 % a medida que la actividad para quemar calorías se desploma. Los niveles de consumo de oxígeno disminuyen, lo que dificulta incluso los ejercicios más simples.
4 horas	El riesgo de un accidente cardiovascular se dispara hasta en un 125%. El riesgo de cáncer de colon aumenta el doble y el riesgo de cáncer de recto aumenta un 44 %.
6 horas	El riesgo de muerte por cualquier causa aumenta en un 50%. El cuerpo se vuelve menos sensible a la insulina.

ESCALA DE AUTOEVALUACIÓN

INSTRUCCIONES: Encierre en un círculo la respuesta que más le convenga.

	😊	🙁	😟	😢
Rara vez estoy sentado durante el día:	¡Eso es cierto!	Me siento de vez en cuando	Pernamezco sentado por bastante tiempo	Casi siempre estoy sentado
Describiría mi postura mientras estoy sentado como:	Excelente	Bastante buena	Un poco holgada	¿Postura? ¿Qué postura?
Cuando tengo que sentarme mucho tiempo, tomo descansos a menudo para levantarme y moverme:	¡Siempre! !	La mayor parte del tiempo	No soy muy bueno en eso	Nunca
Frecuentemente me siento por más de 4 horas sin levantarme:	¡Nunca!	Muy raramente	Bastante	¡Todo el tiempo!
Puedo ponerme en cuclillas con mucha facilidad, e incluso levantarme de una sentadilla:	¡Por supuesto!	Si yo trabajara en ello	No tanto	Eso es ¡imposible!
Tengo (y uso regularmente) un escritorio de pie:	Siempre	La mayor parte del tiempo	A veces	No del todo
Realmente necesito sentarme menos y moverme más, y estoy decidido a hacerlo:	Yo estoy de pie y andando mucho con stantemente	Me va bastante bien, pero podría mejorar un poco	Defi nitivamente necesito hacerlo mejor	¡Esta es una gran necesidad en mi vida!

Revisa tus respuestas en la sección anterior. ¿Hay algún paso simple y/o inmediato que pueda tomar para mejorar en alguna de estas áreas? Si es así, enumérelos a continuación:

Pasos que puedo tomar:

1 _____

_____

_____

_____

2 _____

_____

_____

_____

3 _____

_____

_____

_____

4 _____

_____

_____

_____

5 _____

_____

_____

_____

SESIÓN 8 / Hoja de trabajo
Plan de acción

Revise el "Plan de acción" del capítulo 13 como se resume a continuación. Poner una marca marque las que está listo para trabajar:

○ Considere cuánto tiempo pasa sentado cada día. Si es demasiado, ¿qué podrías hacer para mejorar?

○ Si tiene la capacidad física, intente ponerse en cuclillas. Piensa en cómo podrías agregar un poco de sentadillas a tu rutina diaria.

○ Si puede caminar, comience con un programa diario de caminatas, incluso si eso significa solo caminar por la habitación unas pocas veces para comenzar. Use la prescripción FITT (Frecuencia, Intensidad, Tiempo, Tipo) para configurar su plan.

Otros puntos para recordar

¿Hay otros puntos que le gustaría recordar de los capítulos tratados en ¿esta sesión? Si es así, escríbelos aquí:

_____

_____

_____

_____

_____

_____

_____

_____

_____

_____

_____

_____

TAREAS DE LECTURA:

Capítulo 16: Protección de infecciones: Cosas que salvan la vida y deberías saber

Capítulo 10: ¡Adopta una Chinchilla!: No

LO QUE APRENDERÁS:

Al final de esta sesión, tendrá una mejor comprensión de:

Capítulo 16:

- Cómo funciona su sistema inmunológico y por qué debería importarle
- Cómo algunas enfermedades desagradables (como el COVID-19 y otras) se "cuelan" y se afianzan en el cuerpo El increíble papel de los interferones en la promoción de respuestas inmunitarias saludables
- Qué es una tormenta de citoquinas, cómo comienza y qué puede hacer para reforzar sus defensas contra ellas
- El papel de la inflamación y las comorbilidades en las tormentas de citoquinas
- Por qué más personas están interesadas en soluciones rápidas que en estrategias de estilo de vida que estimulan el sistema inmunológico
- Se ha demostrado que existen suplementos clave que estimulan el funcionamiento del sistema inmunitario

Capítulo 10:

- Por qué las mascotas exóticas son más propensas que los perros, los gatos y los animales domésticos de granja a llevar, y transmitir una enfermedad
- Qué es la enfermedad zoonótica y por qué debiera importarle
- Enfermedades zoonóticas mortales a lo largo de la historia del mundo
- Cómo los científicos (usando alta tecnología) pueden rastrear la fuente de la enfermedad La fórmula mortal que desencadena una pandemia mundial
- Beneficios para la salud de tener un gato o un perro como mascota

Secciones Adicionales:

- La mucosidad es tu amiga: este es el motivo
- Cómo mantener su revestimiento mucoso y otras barreras en las mejores condiciones. (afinadas)

Hojas de trabajo:

- Opción múltiple
- ¿Verdadero o Falso?
- Ayudantes suplementarios Escala de autoevaluación
- Pasos que puede tomar
- Plan de acción
- Otros puntos para recordar

La mucosidad es tu amiga: he aquí por qué

El moco es una de esas cosas de las que la gente preferiría no hablar. La palabra en sí trae recuerdos desagradables de narices tapadas y de una asquerosa secreción verdosa que preferimos olvidar. A pesar de su mal aspecto y de su mala reputación, la mucosidad juega un papel: vital en la función del sistema inmunológico.[193] ¿Sabías que tu cuerpo produce más de un cuarto de galón (o 1 litro) de mucosidad nueva diariamente?[194] Todas las superficies húmedas de tu cuerpo que no están cubiertas por la piel (como tus ojos, pulmones, nariz y boca) están generosamente cubiertas con esta sustancia pegajosa, que:

- Está hecho principalmente de agua (hasta un 90%)[195] Evita que los delicados tejidos de tu cuerpo se sequen y agrieten (protegiéndolo contra la infección) [196] Lubrica tus ojos para que puedas parpadear[197]
- Protege el revestimiento del estómago de los ácidos [198]
- Alberga los trillones de bacterias beneficiosas que componen el microbioma de tu cuerpo[199]
- Ayuda a las bacterias "buenas" con funciones importantes como la síntesis de vitaminas y la supresión de la inflamación[200]
- Protege la salud del microbioma al mantener bajo control a los "chicos malos", a los que atrapa y neutraliza[201]
- Funciona como una viscosa cinta transportadora continua para sacar malas bacterias, virus y patógenos del cuerpo [202]

Cuando el cuerpo detecta una amenaza, aumenta la producción de mucosidad para matar, atrapar y eliminar a los invasores. Aunque la mucosidad se ve más comúnmente cuando estamos enfermos, en realidad esta sustancia verde pegajosa es solo una parte de su sistema inmunológico muy complicado, sorprendente y poderoso.

El sistema de defensa de su cuerpo tiene un conjunto de tres poderosas barreras para proteger contra la invasión y enfermedad causada por bacterias, virus y patógenos. No es necesario ser médico para comprender estas barreras. De hecho, para proteger mejor su salud, debiera saberlo. A continuación se muestra una descripción general rápida de cada barrera y lo que hace:

Barrera #1: Revestimiento de piel y mucosidad

Estas son las defensas o barreras físicas y químicas, destinadas a mantener los problemas fuera del cuerpo. Si se sufre un corte o una "brecha" en la barrera de su piel, su cuerpo responderá con una acumulación de glóbulos blancos que se vuelven amarillos a medida que mueren (mucosidad nuevamente). Los invasores a menudo buscan entrar en el cuerpo a través de aberturas que se encuentran en la superficie de su cuerpo (como los ojos, la nariz y la boca). Como medida de protección, el cuerpo trata de cortar la incursión "sobre la marcha" recubriendo estas áreas con mucosidad.

Barrera #2: El Sistema Inmune Innato

La segunda capa de defensa, el sistema inmunológico innato, es el equipo de respuesta rápida del cuerpo. Al igual que un servicio de ambulancia, este sistema siempre está en espera, listo para entrar en acción cada vez que aparece una amenaza.[203] Algunos de los paramédicos en este equipo de ambulancia incluye:

LAS CITOQUINAS: Cuando las células dentro del cuerpo están dañadas o sufren lesiones, el cuerpo envía señales de "ayúdame" en forma de lo que llamamos citoquinas. Varios tipos de estos ayudantes del sistema inmunitario (interleucina-1, interleucina-6 y factor de necrosis tumoral alfa) están profundamente involucrados en la lucha contra las amenazas para el cuerpo.[204]

PROTEÍNAS COMPLEMENTARIAS: Tan pronto como las señales de "ayúdame" de las citocinas se activan, un conjunto de proteínas complementarias se dirige rápidamente al sitio de la lesión. Su trabajo es marcar a los intrusos con etiquetas químicas "cómeme", lo que facilita mucho la misión de búsqueda y destrucción de las células asesinas del sistema inmunitario.[205]

GLOBULOS BLANCOS: en el momento en que suena la alarma de "ayúdame", los glóbulos blancos (y otras células protectoras que combaten, como los neutrófilos y los macrófagos) también corren hacia el lugar de la invasión a gran velocidad. Su trabajo es matar a los intrusos, sumergirlos en "bolsas para cadáveres" de mucosidad y expulsarlos del cuerpo a toda prisa.[206]

La inflamación (una importante palabra médica de moda relacionada con enfermedades en los últimos años) es una reacción tanto física como química que está estrechamente relacionada con el nivel de citocinas en la sangre.[207] Cuando aparece la inflamación, eso significa que el cuerpo tiene muchas células de citocinas que gritan "¡ayúdenme!" Es por eso que el nivel de inflamación a menudo se mide por la presencia (y el nivel) de inflamación de citocinas (como la interleucina-1, la interleucina-6 y el factor de necrosis tumoral alfa) en la sangre.[208]

Barrera #3: El Sistema Inmune Adaptativo

La tercera barrera en el sistema inmunológico, como su nombre lo indica, es la parte que se "adapta" a cualquier amenaza que enfrenta el cuerpo. Esta adaptación se realiza mediante la creación de algo llamado anticuerpos.

Al igual que el sistema inmunitario innato, el sistema inmunitario adaptativo responde a las señales de "ayúdame" y "cómeme" corriendo hacia la escena del crimen. Utilizando su asombrosa capacidad para crear una huella de la forma del invasor, el sistema inmunitario adaptativo crea anticuerpos que permiten al cuerpo recordar y protegerse contra esa amenaza específica en el futuro.[209]

Tres barreras trabajando juntas
Estas tres barreras del sistema inmunitario funcionan maravillosamente juntas.

1. La primera barrera (revestimiento de piel y mucosidad) busca mantener alejados a los invasores.
2. La segunda barrera, con sus glóbulos blancos, señales de "cómeme" y "ayúdame", trabaja para matar y expulsar a los invasores dañinos.
3. La tercera barrera, con sus poderes de adaptación y protección, crea anticuerpos diseñados específicamente para garantizar que el cuerpo esté protegido de forma más rápida y poderosa contra amenazas similares futuras.

Cómo mantener su revestimiento mucoso – y otras barreras en su punto

EL MOCO ES LA ÚNICA SUSTANCIA EN EL CUERPO QUE PUEDE:

- Combatir infecciones
- Lubricar el cuerpo
- Limpiarlo desde el interior y
- Domesticar una población entera de abundantes bacterias.[210]

Sin embargo, para que todas estas maravillosas funciones sucedan, los revestimientos mucosos de su cuerpo deben mantener la mejor composición química, lo que les permitirá:

- Ser permeable según sea necesario para las cosas buenas (p. ej., nutrientes absorción), y
- Seguir siendo una trampa para los "chicos malos".[211]

En los últimos años, los investigadores han identificado las siguientes estrategias altamente efectivas para mantener el revestimiento mucoso en óptimas condiciones para combatir las infecciones:

Estrategia #1: Mejore la proliferación de una buena microbiota intestinal en su cuerpo.[212]

Algunos de los mejores pasos que puede tomar en este sentido son comer una variedad de alimentos integrales de origen vegetal (incluidas las legumbres).[213] Comer alimentos fermentados bajos en azúcar (como kimchi, chucrut, natto y yogur saludable) es otra forma de estimular las bacterias buenas en el cuerpo.[214] Los investigadores han documentado que las personas que consumen grandes cantidades de estos alimentos tienen menos citoquinas gritando "ayúdenme" en el cuerpo, con el resultado de una menor inflamación.[215] En un estudio de 12 semanas que involucró a 36 participantes, los investigadores de Stanford encontraron que una dieta alta en alimentos fermentados bajos en azúcar era altamente beneficiosa para la función del sistema inmunológico. [216] En su podcast, el Dr. Andrew Huberman (de Stanford) recomienda de 2 a 4 porciones de alimentos fermentados bajos en azúcar al día. El Dr. John Harvey Kellogg, del famoso Sanatorio de Battle Creek, a menudo hacía que los pacientes consumieran hasta un litro de yogur por día.[217]

Estrategia #2: Respira por la nariz.

Siempre que sea posible (a menos que coma, hable o esté ejercitándose al máximo), respire por la nariz. Una nariz con microbioma saludable proporciona un filtro mucho mejor para los virus y bacterias que la boca.[218] Además, los investigadores han informado que las personas que respiran por la boca regularmente corren un mayor riesgo de infección.[219] Si tiene problemas para respirar por la nariz senos colapsados o un tabique desviado, hay buenas noticias.

Los conductos nasales, que tienen cierta plasticidad, pueden dilatarse mediante la respiración nasal constante.[220] Tomará tiempo, pero el resultado en términos de salud bien valdrá la pena.

(NOTA: *si hay algún problema mecánico, es posible que aún se requiera ayuda profesional*).

Estrategia #3: Cuide también la microbiota del cuerpo enáreas fuera del intestino y la nariz.

El cuerpo alberga una serie de otros sitios de microbioma, incluyendo uno en los ojos, el tracto digestivo, los intestinos, la boca, el recto, el estómago, la vagina (en las mujeres) y la uretra. Cada uno de estos interactúa con el revestimiento de la mucosa en su área específica. Cuando el microbioma sea más saludable en cada "lugar" potencial, el revestimiento de la mucosa y la capacidad del cuerpo para defenderse también lo serán.

Estrategia #4: Evite tocarse los ojos (especialmente después de tocar otras personas o superficies).

Los ojos, que tendemos a tocar inconscientemente, son uno de los principales puntos de entrada de bacterias y virus al cuerpo.[221] Aunque nos gusta pensar que no nos tocamos los ojos, a menudo lo hacemos. La protección contra esa tendencia natural es la razón por la cual los equipos quirúrgicos a menudo usan gafas protectoras. En otra nota, cada vez que te despiertas con legañas en el rabillo del ojo, esa costra son en realidad bacterias muertas que tu cuerpo eliminó durante la noche (mucosidad nuevamente). Los investigadores han descubierto que muchas personas se tocan los ojos dentro de los 30 segundos de haber estrechado la mano de otra persona, están introduciendo así las sustancias químicas de esa persona en el cuerpo.[222]

Estrategia #5: Implementar también otras estrategias básicas de promoción de la salud.

Excelente nutrición, buen sueño, ejercicio, aire fresco, adecuado la hidratación, la exposición a la luz solar, la templanza y la confianza en Dios son todas buenas estrategias para fortalecer la salud que:

- Mejoran la salud del revestimiento de la mucosa
- Fortalecen el sistema inmunológico del cuerpo, y
- Ayudan a disuadir las enfermedades.

Opción múltiple

Después de revisar las asignaciones de los capítulos, encierre en un círculo la(s) respuesta(s) correcta(s) para cada una de las las preguntas a continuación. (Nota: algunas preguntas tienen más de una respuesta correcta).

1. **Su sistema inmunológico:**
   a. Trabaja constantemente para proteger su cuerpo contra infecciones, lesiones y enfermedades.
   b. Está equipado con el poder no solo para proteger, sino también para curar.
   c. Puede, cuando funciona correctamente, distinguir entre "amenazas" y el propio tejido de su cuerpo
   d. Todo lo anterior

2. **Cuando el sistema inmunitario no funciona correctamente, el cuerpo:**
   a. Puede atacar sus propios órganos.
   b. No reconoce amenazas.
   c. Se recupera rápidamente y combate el "error" de inmediato
   d. No está preparado para combatir virus y patógenos.

3. **Los Interferones:**
   a. Son sustancias químicas que el cuerpo libera cuando percibe una amenaza
   b. Envían señales al sistema inmunitario de que se está produciendo un ataque.
   c. A menudo han sido "apagados" por el COVID-19
   d. A veces se "apagan" en otras enfermedades además de COVID-19

4. **Cuando el sistema de interferón del cuerpo está apagado:**
   a. El sistema inmunológico se deja llevar por una falsa sensación de complacencia.
   b. El sistema de interferón del cuerpo se activa
   c. La persona infectada se siente bien y continúa con su rutina normal.
   d. La infección silenciosa crece más y más fuerte

5. **Una "tormenta de citocinas" ocurre cuando:**
   a. El sistema inmunológico del cuerpo se acelera en un intento de combatir una infección
   b. Los niveles descontrolados de citocinas activan demasiadas células inmunitarias, lo que provoca hiperinflamación
   c. El cuerpo ataca sus propios órganos, a menudo causando daños permanentes.
   d. Todo lo anterior

6. **Cuando el cuerpo no tiene suficientes interferones:**
   a. La respuesta a una infección se retrasa.
   b. Se puede obtener más de los murciélagos.
   c. La respuesta inflamatoria, aunque retrasada, eventualmente se convierte en una "tormenta de citoquinas"
   d. Ninguna de las anteriores

7. **Tormentas de citoquinas:**
   a. Destruye el tejido, pero no la infección.
   b. Aniquila la infección dejando intactos los tejidos corporales
   c. Se han documentado en casos de influenza, MERS y SARS, así como de COVID-19
   d. Es más probable que les suceda a personas cuyos sistemas inmunológicos ya están comprometidos por la inflamación.

8. **En un estudio, el Instituto Americano de Medicina del Estilo de Vida ha documentado que la cantidad de pacientes hospitalizados con COVID-19 con al menos una comorbilidad fue:**
   a. A. Insignificante
   b. Por lo menos 5%
   c. Aproximadamente 23,3%
   d. 86,2%

9. **Las personas vacunadas deben:**
   a. No preocuparse por el COVID-19, ya que la vacuna se encarga de todo
   b. Continuar cuidando de manera óptima sus cuerpos.
   c. Hacer lo que puedan para proteger y mejorar la función del sistema inmunitario
   d. Continuar durmiendo lo suficiente

10. **Los suplementos que pueden ser útiles en la lucha contra el COVID-19 incluyen:**
    a. A. Zinc y selenio
    b. Melatonina
    c. N-acetilcisteína (NAC)
    d. vitamina

11. **Puede obtener la cantidad adecuada de selenio en la dieta al:**
    a. Consumir cereales integrales y semillas
    b. Comer al menos un sándwich de mortadela al día
    c. Comer 1-2 nueces de Brasil al día
    d. No es posible, tienes que tomar un suplemento.

12. **Además de sus propiedades inductoras del sueño, Se ha demostrado que la melatonina es un producto natural:**
    a. Antivírico
    b. Antivirus
    c. Antioxidante
    d. Anti-casi todo

¿Verdadero o Falso?

Encierre en un círculo la respuesta correcta de Verdadero o Falso para cada una de las siguientes afirmaciones:

1.	Las mascotas exóticas tienen más probabilidades de portar una enfermedad zoonótica que un perro o un gato.	**Verdadero**	**Falso**
2.	Se estima que el 25% de todos los reptiles son portadores de Salmonella.	**Cierto**	**Falso**
3.	Las enfermedades que pueden transmitirse de animales a humanos se denominan "zoonosis".	**Cierto**	**Falso**
4.	El 10% de todas las enfermedades emergentes son de origen animal.	**Cierto**	**Falso**
5.	Gracias a la tecnología moderna, los científicos ahora son mucho más expertos en el seguimiento de enfermedades animales.	**Cierto**	**Falso**
6.	Las bacterias y los virus se replican y mutan a una velocidad asombrosamente rápida.	**Cierto**	**Falso**
7.	Las pandemias más mortíferas en la historia del mundo se originaron en el reino animal.	**Cierto**	**Falso**
8.	Tener un gato doméstico como mascota no solo es estresante, sino muy malo para la salud.	**Cierto**	**Falso**
9.	Los dueños de perros tienden a tener una mejor salud cardiovascular que aquellos que no tienen perros.	**Cierto**	**Falso**
10.	Los niños que están expuestos a los gatos domésticos a una edad temprana tienen menos probabilidades de tener alergias en el futuro.	**Cierto**	**Falso**

Ayudantes suplementarios

Dibuja líneas para unir los complementos auxiliares con los beneficios potenciales de cada uno.

Melatonina	Los investigadores creen que este oligoelemento puede ayudar a proteger el sistema inmunológico contra mutaciones dañinas de virus. Puede obtener la cantidad diaria recomendada (RDA) de este importante mineral al comer 1-2 nueces de Brasil al día. Los cereales integrales y las semillas también son buenas fuentes.
N-acetilcisteína (NAC)	La investigación ha demostrado que la gran mayoría de las muertes por COVID-19 fueron bajas en este importante nutriente, que ayuda a reducir el riesgo de una tormenta de citocinas al regular la respuesta del sistema inmunitario.
Selenio	Conocido por sus propiedades que promueven el sueño, este suplemento también es un antiviral, antiinflamatorio y antioxidante que puede ser protector contra virus y patógenos.
Vitamina D	Este oligoelemento ayuda al sistema inmunitario a protegerse contra virus y bacterias invasores.
Zinc	Un derivado de la L-cisteína (un aminoácido), este suplemento ayuda a impulsar niveles de glutatión, que son importantes para el apoyo de su sistema inmunológico. También es útil para los pulmones, donde reduce la inflamación e inhibe la replicación del virus

ESCALA DE AUTOEVALUACIÓN

INSTRUCCIONES: Encierre en un círculo la respuesta que más le convenga.

	😊	😐	😟	😢
Estoy bastante seguro de que mi sistema inmunológico está en plena forma:	Sí	Princ ipalmente	Eso es discutible	¡Para nada!
Mi riesgo de salud relacionado con lapandemia es mayor debido a otras condiciones de salud que tengo:	Para nada	Quizás levemente	Defi nitivamente es elevado	Mi riesgo es muy alto
Estoy haciendo todo lo que puedo para estimular mi sistema inmunológico y hacerlo más fuerte:	Siempre	Mayormente	Aveces	No realmente
Tengo una o más mascotas exóticas en mi casa:	No	No pero estoy expuesto a ellas en otro lugar	Sí, uno o dos	¡Tengo toda una colección!

_____

_____

_____

_____

_____

_____

_____

Revisa tus respuestas en la sección anterior. ¿Hay algún paso simple y/o inmediato que pueda tomar para mejorar en alguna de estas áreas? Si es así, enumérelos a continuación:

Pasos que puedo tomar:

1 _____

_____

_____

_____

2 _____

_____

_____

_____

3 _____

_____

_____

_____

4 _____

_____

_____

_____

5 _____

_____

_____

_____

Action Plan

Revise el "Plan de acción" de los capítulos 10 y 16 como se resume a continuación. Ponga una marca de verificación junto a los que está listo para trabajar:

○ Piense en la salud de su propio sistema inmunológico. ¿Está funcionando tan bien como crees que podría? Si no, ¿qué podrías hacer para ayudar a que funcione mejor?

○ ¿Tiene, personalmente, alguna condición subyacente o comorbilidad que lo haga más vulnerable a los virus y/o patógenos que puedan aparecer? Si hay opciones de estilo de vida que mejorarían su situación, haga un plan para comenzar.

○ Si ha sido vacunado y siente que la vacuna es una panacea, considere repensar esa posición y volver a comprometerse a hacer todo lo posible para que la vacuna sea más efectiva.

○ Investigue un poco sobre los suplementos sugeridos en el Capítulo 16 para ver si alguno podría ser útil en su situación particular.

○ Considere su exposición a mascotas exóticas y los peligros que puede implicar para la salud. Piense en formas de reducir o eliminar esa exposición y ponga su plan en acción.

○ Si desea una mascota de compañía, considere un gato o un perro.

Otros puntos para recordar

¿Hay otros puntos que le gustaría recordar de los capítulos tratados en ¿esta sesión? Si es así, escríbelos aquí:

_____

_____

_____

_____

_____

_____

_____

_____

_____

TAREAS DE LECTURA:

Capítulo 20: ¿La curva de la felicidad o de la tristeza? – El vínculo entre el exceso de peso y tu inmunidad

LO QUE APRENDERÁS:

Al final de esta sesión, tendrá una mejor comprensión de:

Capítulo 20:

- Cómo el IMC (Índice de Masa Corporal) se convirtió en una comorbilidad para el COVID-19
- Otras comorbilidades relacionadas con la obesidad
- La conexión entre la obesidad y la función del sistema inmunológico
- Por qué las personas delgadas no están fuera de peligro y qué deben saber sobre la obesidad osteosarcopénica
- Cómo saber si tienes sobrepeso u obesidad
- Los mejores consejos para bajar de peso
- Una introducción a los remedios que funcionaron "en ese entonces" y una introducción a por qué podrían ayudar todavía ahora

Secciones Adicionales:

- Más consejos sobre "Luchar contra la gordura o panza"
- La dieta más saludable del mundo (ojo: puede que no sea lo que piensas)

Hojas de trabajo:

- Opción múltiple
- ¿Verdadero o Falso?
- Coincidencia de comorbilidad
- Escala de autoevaluación
- Pasos que puede tomar
- Plan de acción
- Otros puntos para recordar

Más consejos para combatir el bulto

Como se discutió en el Capítulo 20 de Destructores de Pandemia, los investigadores han documentado un vínculo directo entre la obesidad y el COVID-19. En los últimos meses, la evidencia sobre esa conexión ha seguido acumulándose.[223] Si alguna vez hubo un momento en que era peligroso ser obeso ¡es ahora!

Desafortunadamente, también podría decir que, si alguna vez hubo un momento en que fue difícil perder peso, ese momento también es ahora. Con los muchos trabajos sedentarios y opciones de entretenimiento disponibles en la actualidad, vivir la vida como un adicto a la televisión es más tentador que nunca.

Al mismo tiempo, los alimentos altos en grasas son económicos y están frente a nuestras narices la mayor parte del tiempo. ¿Qué debe hacer una persona con problemas relacionados con las grasas?

Investigadores al Rescate

Afortunadamente, además de documentar la conexión COVID 19-obesidad, los investigadores también buscan continuamente nuevas ideas para perder peso. Si bien no existe una solución rápida o fácil para este problema "creciente", todas las pequeñas cosas que se hagan en la dirección correcta contribuirán al éxito final. En el Capítulo 20 de Destructores de Pandemia se proporcionaron nueve consejos efectivos para "combatir el aumento de peso". A continuación, con base en investigaciones recientes, se incluyen algunas poderosas estrategias para bajar de peso:

Estrategia #1: ¡Fíjate en lo que mira tu familia!

En un estudio del Reino Unido, los investigadores encontraron que limitar las horas de publicidad televisiva de alimentos ricos en grasas, azucarados y/o salados entre las 5:30 a. m. y las 9 p. m. impactó la ingesta calórica lo suficiente como para reducir la cantidad de:

- Niños obesos de 5 a 17 años en un 4.6 %
- Niños con sobrepeso en el mismo grupo de edad en un 3,6%

Los resultados combinados serían 40 000 niños menos en el Reino Unido clasificados como obesos y 120 000 menos con sobrepeso.[224] Esto se sumaría a los beneficios obtenidos por los adultos que no ven dichos anuncios. (Nota para los padres: si bien no podemos controlar lo que los anunciantes ponen en la televisión, ¡podemos apagar el interruptor!)

Estrategia #2: Nada de Soda

Aunque muchos estudios han relacionado el aumento de peso y el consumo de refrescos, un nuevo estudio lleva las cosas un paso más allá. El estudio, que examinó si la actividad física en el tiempo libre podía mitigar el impacto de la soda en el aumento de libras, descubrió que no era posible.[225] Una vez más se ha confirmado el viejo adagio: "No se puede hacer peor ejercicio que una mala dieta". En otros estudios relacionados con los refrescos, los científicos encontraron que las personas que beben:

- Soda y tienen una predisposición genética al aumento de peso acumulará más libras que otros[226]
- Muchas bebidas carbonatadas son más propensas a tener una mala dieta en general y tener sobrepeso[227]
- bebidas azucaradas (como las gaseosas) que se comen con una hamburguesa en las comidas están preparadas para acumular más grasa que si las dos se consumen por separado[228]
- gaseosas dietéticas pueden tener más antojos de comida (especialmente mujeres y aquellos que ya son obesos)[229]

Estrategia #3: Manténgase alejado de la contaminación

Investigadores de Colorado documentaron recientemente que respirar aire sucio es especialmente malo para la salud intestinal, esto aumenta el riesgo de obesidad, entre otras enfermedades. Resulta que el ozono (el culpable de al menos parte de la infame "nube marrón" de Denver) es particularmente dañino. En el estudio, los jóvenes expuestos a niveles más altos de ozono tenían menos diversidad microbiana en el intestino. En un mayor porcentaje de participantes del estudio la bacteria intestinal también era de las especies asociadas con la obesidad y la enfermedad.[230]

Estrategia #4: Salir a la naturaleza

En un estudio europeo reciente, los investigadores descubrieron que salir a la naturaleza reducía tanto la depresión como la obesidad.[231] Se recomendaron especialmente los árboles y los espacios verdes. En otras investigaciones relacionadas con la naturaleza:

- Se descubrió que 10 árboles adicionales en una cuadra de la ciudad de Toronto, Canadá, brindan beneficios de salud equivalentes hasta $10,000 en ingresos anuales, por residente[232]
- Los pacientes de hospitales en los Estados Unidos que tenían vista a los árboles desde sus ventanas fueron, en promedio, dados de alta un día antes que aquellos que no[233]

Estrategia #5: comer aguacates

Investigadores de la Universidad de Illinois informaron que comer un aguacate al día puede ayudar a redistribuir la grasa abdominal en las mujeres hacia un perfil más saludable. En el estudio de 12 semanas, las mujeres que consumieron aguacate diariamente tuvieron una reducción en la grasa abdominal visceral (un tipo particularmente peligroso de grasa profunda, similar a un gel, que se ha relacionado con la diabetes, enfermedades cardíacas y trastornos metabólicos).[234]

En apoyo adicional a los aguacates, otros investigadores han documentado que el consumo regular de aguacate:

- Mejora la salud intestinal[235]
- Reduce significativamente el colesterol LDL (malo),[236] y
- Puede suprimir el hambre (cuando se usa como sustituto de carbohidratos simples)[237]

La dieta más saludable del mundo
(Pista: puede que no sea lo que piensas)

Desde los años 1300, cuando Marco Polo escribió por primera vez sobre las vibrantes especias y los fragantes tés del Lejano Oriente, la cocina asiática ha sido apreciada por muchos. Lo que mucha gente no sabe, sin embargo, es que la comida que la gente llama "asiática" ha evolucionado bastante a lo largo de los años. Platos en el menú de un restaurante chino moderno, por ejemplo, podría incluir cerdo agridulce, pato asado a la pequinesa, kung pao pollo, albóndigas o arroz frito. Como dice la historia, la cocina asiática cambió de formas poco saludables cuando los chinos y otros inmigrantes "americanizaron" su dieta. Una medición de la ingesta de proteínas de los chinos en el país de origen en comparación con los estadounidenses de origen chino ilustra bien esto:

Fuentes de proteínas: China continental versus chino-estadounidenses[238]		
	Carne y Pez	**Granos**
China	20%	54%
chino americanos	60%	17%

Hoy en día, lo que consideramos comida asiática está muy lejos de la dieta rural asiática (RAD, por sus siglas en inglés) que solían comer muchos asiáticos, y que todavía comen en los países subdesarrollados.

¿Qué es la Dieta Rural Asiática?

La Dieta Rural Asiática (RAD), que ha recibido cierta prensa positiva en los últimos años debido a sus propiedades promotoras de la salud, es:

GRANDEMENTE A BASE DE PLANTAS: Al igual que la Dieta Mediterránea, la RAD se basa principalmente en plantas. El arroz, que todavía proporciona entre el 25% y el 80% de las calorías en la dieta diaria de más de dos mil millones de asiáticos, es el núcleo de la RAD. Las personas que siguen una dieta RAD suelen comer dos porciones de arroz al día. También se incluyen frutas, granos, nueces, verduras y semillas.

BAJO EN GRASA: en contraste con el uso más libre de aceite de oliva asociado con la dieta mediterránea, solo se usa una pequeña cantidad de aceite vegetal en la RAD, lo que la hace significativamente más bajo en grasa.

CARNE LIMITADA: En las zonas rurales de China, la carne y el pescado se utilizan con mucha moderación, casi como condimentos. La carne roja se come una vez al mes o, si se come a diario, en cantidades muy pequeñas.

INGESTA LIMITADA DE LÁCTEOS: Los huevos y los productos avícolas se comen no más de una vez por semana..

BAJO EN ALIMENTOS PROCESADOS: En la dieta se enfatizan los panes, los cereales integrales, el arroz, los productos de arroz y otros alimentos mínimamente procesados.

Beneficios de la Dieta Rural Asiática

Al estudiar a más de 10,000 asiáticos rurales, los investigadores encontraron que estas personas tenían (en comparación con las personas del mundo industrializado occidental):

- Tasas extraordinariamente bajas de enfermedades cardíacas
- Tasas drásticamente más bajas de ciertos tipos de cáncer, como cáncer de mama y colon
- Ventajas significativas de longevidad
- Tienen en promedio niveles más bajos de colesterol y presión arterial
- Tasas reducidas de obesidad, osteoporosis y otras enfermedades crónico degenerativas [239]

Elegir la mejor dieta para ti

Aunque mucha gente piensa que la Dieta Mediterránea es la más saludable del mundo, la dieta rural asiática puede ser superior. El menor contenido de (AGL Acidos Grasos Libres) grasa libre, junto con un gran énfasis en los alimentos no procesados de origen vegetal, son los que colocan a la RAD en una categoría por sí misma.

Si desea probar la dieta rural asiática por sí mismo, le recomendamos que pruebe una versión de alimentos integrales a base de plantas que es:

- 70% carbohidratos
- 15% de grasa
- 15% de proteína, y tiene
- 15 gramos de fibra por cada mil calorías consumidas.

Para obtener los mejores resultados, evite o limite severamente los alimentos azucarados, las comidas saladas, las grasas libres y los alimentos procesados en general. Si está familiarizado con la Dieta Mediterránea, podría lograr casi el mismo objetivo siguiendo una versión basada en plantas de ese plan, con muy pocos (o ningun) acido graso libre.

Opción múltiple

Después de revisar las asignaciones de los capítulos, encierre en un círculo la(s) respuesta(s) correcta(s) para cada una de las las preguntas a continuación. (Nota: algunas preguntas tienen más de una respuesta correcta).

1. **Cuanto mayor sea el índice de masa corporal (IMC), mayor será la tasa de estas situaciones relacionadas con COVID:**
   a. Hospitalización
   b. Ingreso en la Unidad de Cuidados Intensivos (UCI)
   c. Ventilación mecánica
   d. Muerte

2. **El 30% de las personas visiblemente delgadas sufren de obesidad osteosarcopénica, lo que significa que son personas:**
   a. Ya sea con poca musculatura, baja densidad ósea o ambas cosas
   b. Consideradas metabólicamente obesas
   c. Afligidas con la enfermedad del hígado graso
   d. Se ha desplomado debido al hambre en el mundo.

3. **El número de personas en el mundo que tenían sobrepeso u obesidad:**
   a. No ha cambiado mucho en los últimos 50 años.
   b. Aumentó de 850 millones en 1980 a 2100 millones en 2014
   c. Cayó de 2100 millones en 1980 a 850 millones en 2014
   d. Se ha desplomado debido al hambre en el mundo.

4. **Enfermedades o dolencias comunes que son causadas por la obesidad incluyen:**
   a. Dolor de espalda
   b. Artritis
   c. Espasmos nerviosos
   d. Cáncer

5. **El Riesgo de accidente cerebrovascular y enfermedad cardíaca:**
   a. Son elevados para los obesos.
   b. Disminuye con el Índice de Masa
   c. Corporal (IMC) No tiene nada que ver con la obesidad.
   d. Son más altos para las personas delgadas.

6. **Los Receptores ACE2:**
   a. Son una proteína que se encuentra en muchos tipos de células
   b. Ayuda a regular la presión arterial, la inflamación y la cicatrización de heridas.
   c. Están fuera de control en personas obesas
   d. Todo lo anterior

7. **Algunos de los mejores desayunos para bajar de peso incluyen:**
   a. Medio plato lleno de vegetales verdes y crudos
   b. Fruta no tropical (como las bayas) con un índice glucémico bajo
   c. 1-2 donas con jalea
   d. Cereales integrales de bajo índice glucémico como la avena

8. **Una receta de "banda gástrica nutricional" destinada a frenar el apetito antes de una comida incluye:**
   a. Harina de lino
   b. Una dosis moderada de jarabe de maíz alto en fructosa
   c. Glucomanano
   d. Semillas de chía o cáscaras de psilio

9. **Los Alimentos más bajos en la escala del índice glucémico (IG):**
   a. Ayudan a quemar grasa al reducir los niveles de insulina
   b. Aumentan la saciedad y los niveles de energía
   c. Mejora el rendimiento mental
   d. Todo lo anterior

10. **Los científicos han descubierto que una dieta con un IG bajo protege contra:**
    a. Enfermedades del corazón y algunos tipos de cáncer
    b. Degeneración macular
    c. Diabetes del adulto
    d. Lesiones de tejidos blandos relacionadas con el hockey

11. **Los Beneficios del "Ayuno Intermitente" (AI) incluyen:**
    a. Altos niveles más de hormona de crecimiento activada
    b. Mejor regulación de la insulina
    c. Más energía
    d. Pérdida de peso más rápida

12. **Los beneficios de saltarse la cena incluyen:**
    a. Mayor resistencia
    b. Reducción del riesgo de enfermedades crónicas
    c. Refuerza la producción de la hormona del crecimiento
    d. Reducción de los niveles elevados de glucosa y lípidos en sangre

¿Verdadero o Falso?

Encierre en un círculo la respuesta correcta de Verdadero o Falso para cada una de las siguientes afirmaciones:

1.	La obesidad casi triplica el riesgo de hospitalización por COVID-19.	Verdadero	Falso
2.	El 52% de los pacientes hospitalizados por COVID-19 eran obesos.	Cierto	Falso
3.	No hay nada que podamos hacer para detener la epidemia de obesidad, ya que la obesidad no se puede prevenir.	Cierto	Falso
4.	Salir a caminar a paso ligero al aire libre todos los días es una de las mejores maneras de estimular el metabolismo y la salud en general.	Cierto	Falso
5.	Las dietas bajas en grasas siempre son una buena idea.	Cierto	Falso
6.	El sueño profundo, que es cuando el cuerpo se repara y sana por la noche, es útil para perder peso.	Cierto	Falso
7.	Mantenerse hidratado bebiendo mucha agua es una excelente estrategia para perder peso.	Cierto	Falso
8.	Mucha gente confunde la deshidratación con la sensación de hambre.	Cierto	Falso
9.	El consumo de agua hace que el cuerpo retenga toxinas.	Cierto	Falso
10.	La mejor dieta para bajar de peso no incluiría ácidos grasos libres (como margarina, mantequilla y aceite).	Cierto	Falso

Coincidencia de comorbilidad

La obesidad no fue la única comorbilidad que asomó su fea cabeza durante la pandemia. Pero era una de las "grandes". Dibuje líneas para hacer coincidir los porcentajes apropiados de pacientes adultos hospitalizados con COVID-19 en los EE. UU. con las condiciones médicas subyacentes que tenían:

Hipertensión	**20%**
Obesidad	**3%**
Enfermedad cardiovascular	**52%**
EPOC	**14%**
Enfermedad renal	**32%**
Asma	**56%**

ESCALA DE AUTOEVALUACIÓN

INSTRUCCIONES: Encierre en un círculo la respuesta que más le convenga.

	😃	😟	😧	😢
Mantener un peso corporal ideal es una lucha para mí:	Para nada	Tal vez un poco	Bastante	¡Absolutamente!
Lucho con una o más de las comorbilidades que aumentan el riesgo de COVID-19 grave:	No	Estoy al borde	Al menos uno	2 o más
No tengo sobrepeso, pero tampoco estoy en forma	Eso no es cierto!	¡Yo podría estar mejor!	Eso es cierto	Definitivamente
Mi IMC está justo donde debería estar:	¡Por supuesto!	Hay espacio para una pequeña mejora...	Hay margen para muchas mejoras	¿Tenemos que hablar de esto?
Me encantan las verduras crudas y como muchas todos los días:	Todo el tiempo	Bastante	De vez en cuando	Casi nunca
La comida es un consuelo para mí:	Para nada	De vez en cuando	La mayoría del tiempo	Siempre
Limito o evito las grasas libres (margarina, aceite de cocina, etc.):	Siempre	No tanto como debería	A veces	¡Nunca!
Hago caminatas diarias todo lo que puedo:	Siempre	La mayoría del tiempo	A veces	Nunca
Duermo lo suficiente cada noche:	Sí	Mayormente	A veces	Casi nunca

Revisa tus respuestas en la sección anterior. ¿Hay algún paso simple y/o inmediato que pueda tomar para mejorar en alguna de estas áreas? Si es así, enumérelos a continuación:

Pasos que puedo tomar:

1 _____

_____

_____

_____

2 _____

_____

_____

_____

3 _____

_____

_____

_____

4 _____

_____

_____

_____

5 _____

_____

_____

_____

Plan de acción

Revise el "Plan de acción" del capítulo 20 como se resume a continuación. Ponga una marca de verificación junto a lo que está listo para trabajar:

○ Haga un balance de su situación de salud personal. ¿Tiene sobrepeso, obesidad o sobrepeso metabólico (visualmente delgado, pero con poca musculatura o sufre pérdida ósea)?

○ Si la respuesta a cualquiera de las preguntas anteriores es "sí", revise este capítulo y decida qué puede hacer para comenzar el viaje hacia una mejor salud.

○ ¡Pasar a la acción!

Otros puntos para recordar

¿Hay otros puntos que le gustaría recordar de los capítulos tratados en ¿esta sesión? Si es así, escríbelos aquí:

_____

_____

_____

_____

_____

_____

_____

_____

_____

_____

_____

_____

TAREAS DE LECTURA:
Capítulo 17: Sal de tu cabeza: La magia del autocontrol

Capítulo 19: Recupera tu alegría: Pasos poderosos que puedes tomar

LO QUE APRENDERÁS:
Al final de esta sesión, tendrá una mejor comprensión de:

Capítulo 17:
- La importancia del autocontrol para una vida exitosa, especialmente durante tiempos de pandemia
- La diferencia entre autocontrol y autorregulación
- Beneficios de mejorar el autocontrol
- Un plan de 7 pasos para desarrollar más autocontrol

Capítulo 19:
- Qué tienen en común las vidas libres de estrés y las estresantes
- Por qué la risa sigue siendo una buena medicina y la ciencia la respalda
- 7 formas de reír más
- Los beneficios para la salud de los lazos sociales fuertes
- Beneficios para la salud de la amabilidad, el altruismo y la generosidad
- El juego y sus beneficios que inducen a la felicidad y estimulan el sistema inmunológico
- Ejemplos de juegos aparentemente inútiles, pero increíblemente útiles en el reino animal

Secciones Adicionales:
- Claves para la felicidad (y una vida significativa)
- Hábitos para una vida más feliz
- Eleva tus hormonas de la felicidad

Hojas de trabajo:
- Opción múltiple
- ¿Verdadero o Falso?
- Animales en juego
- Escala de autoevaluación
- Pasos que puede tomar
- Plan de acción
- Otros puntos para recordar

Claves para la felicidad (y una vida significativa)

Es posible que se haya dado cuenta de que hay dos puntos de vista contradictorios al respecto en los círculos académicos de hoy: Si alguna vez has estudiado la "ciencia" de la felicidad,

- El Enfoque Individualista, que enfatiza el autocuidado y la autorrealización sobre las necesidades de los demás, y
- El Enfoque Altruista, que enfatiza el sacrificio por un propósito mayor (mientras tiende a restar importancia a la individualidad).

El Dr. Martin Seligman (pionero en Psicología Positiva) desarrolló una teoría sistemática que busca reconciliar estos dos puntos de vista. En su búsqueda por descubrir qué hacía felices a las personas, el Dr. Seligman dividió la felicidad en tres niveles:

LA VIDA AGRADABLE iDurante esta etapa, en la que podemos quedar "atascados", aprendemos a saborear placeres tan básicos como la compañía, el entorno natural y/o las necesidades corporales

LA BUENA VIDA: Una etapa más alta de felicidad que La Vida Placentera, La Buena Vida se logra cuando, después de descubrir nuestras virtudes y fortalezas únicas, las empleamos creativamente para mejorar nuestras vidas.

LA VIDA SIGNIFICATIVA: Durante esta etapa, encontramos una profunda sensación de realización al aplicar nuestras fortalezas únicas o "características" a un propósito mayor que nosotros mismos.

Para resumir, el Dr. Seligman descubrió que las personas más satisfechas y optimistas eran aquellas que habían logrado La Vida Significativa al descubrir y usar sus "fortalezas distintivas" en un propósito más grande que ellos mismos.[240]

Hábitos para una vida más feliz

Si trabaja en el mundo de los negocios, probablemente conozca muy bien la "cultura de la empresa". Esa cultura es un conjunto de comportamientos compartidos, patrones o formas de hacer las cosas. En términos de bienestar, hay una "cultura de la felicidad" que también siguen las personas con paz. La siguiente es una lista de "claves" que pueden sumar mayores niveles de felicidad, si se aplican en su vida.

En las relaciones:
1 Ser honesto y amable
2 Haz cosas por los demás
3 Evita las comparaciones sociales
4 Habla bien de los demás
5 Escucha bien
6 Elige amigos que te animen
7 Cultiva relaciones

Aceptación:
1 Se paciente
2 Ser cómodo con lo que eres
3 Ser amable contigo mismo
4 Busca lo bueno
5 Perdona fácilmente
6 Juzgar menos

Autocuidado:
1 Comer bien
2 Practicar Ejercicio
3 Meditar
4 Beber mucha agua
5 Practica hábitos de sueño saludables
6 Muestra gratitud
7 Elige la fe sobre el miedo
8 Aprovecha al máximo el ahora

Resiliencia:
1 Ver el fracaso como una oportunidad
2 Se de mente abierta
3 Recupérate de los errores
4 Cultivar la autodisciplina
5 No te tomes las opiniones a pecho
6 Sigue aprendiendo cosas nuevas
7 Deja ir lo que no se puede cambiar

La mentalidad ganadora:
1 Cree en ti mismo
2 Sueña en grande y establece metas
3 Sé parte de algo más grande
4 Sonríe a menudo
5 Evita las excusas

Eleva tus hormonas de la felicidad

La dopamina, conocida como el "químico de la recompensa", juega un papel importante en la motivación, el placer y el aprendizaje.[241] Las formas de aumentar la dopamina incluyen:

- Completar una tarea[242]
- Participar en actividades de autocuidado[243]
- Comer comidas favoritas[244]
- Celebrando las pequeñas victorias[245]

La serotonina, conocida como el "estabilizador del estado de ánimo", es necesaria para ayudarlo a sentirse feliz, seguro de sí mismo y relajado.[246] La serotonina también tiene propiedades calmantes que pueden "bajar el dial" en las tendencias hacia la ansiedad y/o la agresión.[247] Algunas Formas para aumentar los niveles de serotonina incluyen::

- Tomar un poco de luz solar[248]
- Dar un paseo por la naturaleza o realizar alguna otra forma de ejercicio[249]
- Optimizar la salud intestinal (ya que la mayor parte de la serotonina del cuerpo se produce en el intestino)[250]
- Comer alimentos con carbohidratos complejos como verduras, frutas, legumbres y cereales integrales[251]

La oxitocina, conocida como la "hormona del amor" porque se la considera la fuerza impulsora detrás de la atracción y el cuidado, puede incrementarse al:

- Jugar con un bebé o un perro[252]
- Hacer algo bueno por alguien [253]
- Tomarse de la mano[254]
- Abrazar a tu familia[255]
- Hacer cumplidos[256]
- Escuchar música o crear la tuya propia[257]

Se ha demostrado que las endorfinas, conocidas como "analgésicos", aumentan el placer. Útiles para superar las adicciones, también pueden ayudar a reducir la ansiedad, la depresión y el estrés.[258] Las formas naturales de aumentar las endorfinas incluyen:

- Reír a carcajadas[259]
- Aplicar aceites esenciales (como lavanda)[260]
- Recibir de 5 a 10 minutos de luz solar[261]
- Hacer Ejercicio[262]

Opción múltiple

Después de revisar las asignaciones de los capítulos, encierre en un círculo la(s) respuesta(s) correcta(s) para cada una de las las preguntas a continuación. (Nota: algunas preguntas tienen más de una respuesta correcta).

1. El autocontrol es:
- **a.** Un concepto victoriano obsoleto
- **b.** Una de las cualidades más importantes necesarias para vivir una vida sana y feliz.
- **c.** Un factor clave para hacer los cambios de estilo de vida necesarios para estimular el funcionamiento del sistema inmunitario
- **d.** Todo lo anterior

2. Las personas que tienen buen autocontrol son más capaces de:
- **a.** Controlar las emociones, los deseos, los impulsos y el comportamiento
- **b.** Manejar la presión
- **c.** Sobresalir en torneos de pickleball
- **d.** Tratar con personalidades diversas o desafiantes.

3. El autocontrol también se conoce a veces como:
- **a.** Autodisciplina
- **b.** Templanza
- **c.** Coordinación intracranial
- **d.** Ninguna de las anteriores

4. "Con autodisciplina, casi todo es posible" fueron las palabras de:
- **a.** Reina Victoria
- **b.** Winston Churchill
- **c.** Theodore Roosevelt
- **d.** Bon Jovi

5. Tratar de hacer muchos cambios de estilo de vida "de golpe":
- **a.** Es una idea maravillosa
- **b.** Debe hacerse el 1 de enero de cada año.
- **c.** No funciona bien para la mayoría de las personas.
- **d.** Todo lo anterior

6. Las mejores estrategias al hacer un cambio de estilo de vida incluyen:
- **a.** Escribir una canción sobre cualquier cambio que te gustaría hacer
- **b.** Escribir una canción sobre cualquier cambio que te gustaría hacer
- **c.** Asegurarse de que "una sola cosa" sea factible e impactantel
- **d.** Enfócate en esa "única cosa" hasta que sea conquistada

7. Las Razones para hacer un cambio de estilo de vida positivo incluyen:
- **a.** Fortalecer el sistema inmunológico
- **b.** Vivir una vida más larga y saludable
- **c.** Estar ahí para las personas que amas
- **d.** Tener una fuerte razón para despertarse por la mañana

8. Establecer una fecha de inicio para una nueva meta y ponerla en su calendario hará que:
- **a.** Sea más probable que fracases
- **b.** Sea más probable que cumpla con ese objetivo
- **c.** El objetivo parezca más real
- **d.** Los sentimientos de culpa aumenten

9. El apoyo social para lograr objetivos puede ser obtenido al:
- **a.** Rodearse de personas autodisciplinadas
- **b.** Contar con el estímulo de familiares y amigos que lo apoyan
- **c.** Leer libros escritos por personas que han alcanzado las metas por las que se está esforzando
- **d.** Todo lo anterior

10. Las Opciones de estilo de vida que pueden mejorar su capacidad para alcanzar metas personales incluyen:
- **a.** Comer sano y dormir bien
- **b.** Mantenerse enfocado en sus "porqués"
- **c.** Confinar el consumo excesivo de alcohol a los fines de semana
- **d.** Mantener estables los niveles de azúcar en la sangre

11. Las acciones prácticas que pueden ayudarte a alcanzar tus metas personales incluyen:
- **a.** Eliminar las tentaciones de su hogar u oficina.
- **b.** Combinar las actividades que le gusta hacer con las que son menos atractivas
- **c.** Difundir señales visuales alrededor de su oficina u hogar
- **d.** Incorporar recompensas en su plan

12. Cuando duerme, las dos fases principales del sueño (REM y no REM) trabajan juntas para:
- **a.** Acelerar el proceso digestivo
- **b.** Despertar la creatividad al encontrar vínculos no reconocidos entre hechos
- **c.** Aumentar las habilidades personales de afrontamiento
- **d.** Crear una nueva médula ósea

¿Verdadero o Falso?

Encierre en un círculo la respuesta correcta de Verdadero o Falso para cada una de las siguientes afirmaciones:

1.	Las personas con mejor apoyo social tienen más probabilidades de cumplir y lograr sus objetivos.	Verdadero	Falso
2.	El estrés sin distrés es una meta mucho mejor que una vida libre de estrés.	Cierto	Falso
3.	Tener una vida libre de estrés mejora el funcionamiento del sistema inmunológico.	Cierto	Falso
4.	Demasiado estrés en la vida aumenta los niveles de cortisol y deteriora la función del sistema inmunológico.	Cierto	Falso
5.	Se dice que Hipócrates murió riéndose de su propia broma.	Cierto	Falso
6.	La risa es en realidad una forma de ejercicio que aumenta el flujo de sangre al cerebro.	Cierto	Falso
7.	Reír no quema calorías.	Cierto	Falso
8.	Los fuertes lazos sociales ayudan a reducir la inflamación en todo el cuerpo.	Cierto	Falso
9.	Los juegos, que son infantiles y una pérdida de tiempo, no deben ser practicados por adultos.	Cierto	Falso
10.	Participar en actos de bondad es beneficioso para el funcionamiento del sistema inmunológico.	Cierto	Falso

Animales en juego

Los humanos pueden aprender algo de muchos animales adultos que participan regularmente en actividades lúdicas. Dibuja líneas para hacer coincidir el animal apropiado con sus actividades favoritas:

Cocodrilos	Gira, salta, sopla anillos de burbujas e inventa sus propios juegos.
Delfines	Juega un juego con conchas marinas llamado "drop catch"
Elefantes	Les encanta deslizarse, tirar guijarros, pelear y jugar con su comida.
Gaviotas argénteas	Deslizarse por pendientes resbaladizas y surfear las olas
Nutrias de mar	Les encanta lanzarse golpes de juego el uno al otro.
Canguros	Mueve la cabeza y baila

ESCALA DE AUTOEVALUACIÓN

INSTRUCCIONES: Encierre en un círculo la respuesta que más le convenga.

	😊	🙂	🙁	😢
Tener y ejercer el autocontrol es una de mis fortalezas:	¡Absolutamente!	Algo	eso es cuestionable	¡Para nada!
Puedo seguir con los cambios si domino uno a la vez:	Sí	Con un poco de esfuerzo	Tengo problemas con esto	Para nada
Siempre me fijo metas factibles:	¡Por supuesto!	La mayoría del tiempo	Algunos veces	Casi nunca
Me tomo el tiempo para pensar en el "por qué" detrás de mis objetivos:	Siempre	Frecuentemente	A veces	Nunca
Me gusta poner plazos a mis metas:	¡Absolutamente!	Casi siempre	De vez en cuando	¡Odio los plazos!
Las personas con las que "salgo" son el tipo de personas que quiero ser:	Principalmente	Algunas veces	No muy seguido	Nunca
Estoy súper estresado la mayoría del tiempo	Eso simplemente ¡no es verdad!	Más de lo que me gustaría	Bastante	¡Siempre!
Me encuentro riéndome bastante a menudo:	Sí	Mayormente	Casi nunca	Casi nunca rio
Tengo fuertes lazos sociales y/o familiares.	¡Por supuesto!	Con casi todos	Son más malos que buenos	Esta es una verdadera lucha para mí.

Revisa tus respuestas en la sección anterior. ¿Hay algún paso simple y/o inmediato que pueda tomar para mejorar en alguna de estas áreas? Si es así, enumérelos a continuación:

Pasos que puedo tomar:

1 _____

_____

_____

_____

2 _____

_____

_____

_____

3 _____

_____

_____

_____

4 _____

_____

_____

_____

5 _____

_____

_____

_____

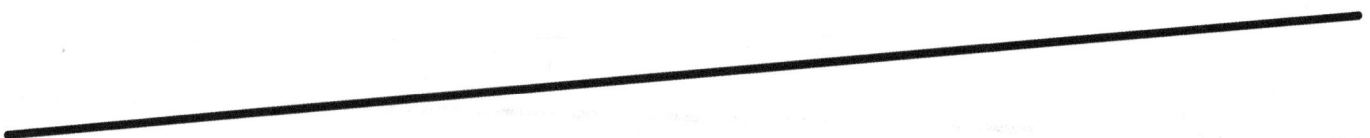

SESIÓN 11 / Hoja de trabajo
Plan de acción

Revise el "Plan de acción" de los capítulos 17 y 19 como se resume a continuación. Ponga una marca de verificación junto a los que está listo para trabajar:

○ Explore los capítulos que ha leído hasta ahora en este libro. ¿Hay algunas cosas que le gustaría cambiar? Si es así, ¿hay algo en lo que sientas que podrías concentrarte para comenzar?

○ Siga los siete pasos de este capítulo para formar un plan e implementarlo en el área que desea mejorar primero.

○ Tómese un tiempo para considerar la carga de estrés en su vida. ¿Tiene estrés manejable "bueno"? ¿O está "angustiado", sobrecargado y enfrentado al agotamiento? Si esto último es cierto, piense en algunos pequeños pasos que puede tomar para cambiar.

○ Piensa en cuántas veces te has reído en la última semana. Si te encuentras demasiado agobiado para reír o sonreír, considera e implementa algunas estrategias para comenzar a encontrar alegría nuevamente..

○ Incluso si está aislado, haga esfuerzos para mantener vivas las conexiones sociales a través de llamadas telefónicas, grupos en línea o chats de video.

○ Programe una "noche de juegos" una vez a la semana con familiares y/o amigos.

Otros puntos para recordar

¿Hay otros puntos que le gustaría recordar de los capítulos tratados en ¿esta sesión? Si es así, escríbelos aquí:

_____

_____

_____

_____

_____

_____

_____

_____

_____

TAREAS DE LECTURA:

Capítulo 21: Descansa del estrés: Encontrar tu lugar feliz durante
Tiempos difíciles

Capítulo 22: Elige la paz: el poder de la esperanza para ayudar

LO QUE APRENDERÁS:

Al final de esta sesión, tendrá una mejor comprensión de:

Capítulo 21:

- Aumentos sociales de la depresión y la ansiedad durante tiempos de pandemia
- Los beneficios de la Terapia Cognitiva Conductual (TCC) en el tratamiento de los errores de pensamiento asociados con la depresion y ansiedad
- 10 trampas de pensamiento comunes y cómo evitarlas
- Por qué desahogarse debe quedar fuera y perdonar dentro
- Consejos para "hacer las paces contigo mismo"
- Cómo repensar tus valores fundamentales

Capítulo 22:

- Por qué, qué y cómo piensa tiene un impacto directo en el funcionamiento de su sistema inmunitario
- La conexión directa entre el optimismo y la salud física
- La "nueva" ciencia de la psiconeuroinmunología y lo que debería significar para usted
- 6 formas de agregar más positividad y esperanza a su vida
- Comprender los 10 factores causantes de la depresión
- Por qué reconocer la depresión y sus causas puede ser el primer paso hacia la curación
- Cómo la fe (o la falta de ella) afecta la salud y qué puede hacer al respecto

Secciones Adicionales:

- Cómo vencer los pensamientos "pegajosos"
- Cómo la gratitud cambia tu cerebro

Hojas de trabajo:

- Opción múltiple
- ¿Verdadero o Falso?
- Escala de autoevaluación
- Coincidencia de pensamiento apestoso
- Pasos que puede tomar
- Plan de acción
- Otros puntos para recordarr

Cómo vencer los pensamientos "pegajosos"

La mayoría de las personas ahora entienden que algunos de los efectos secundarios de la pandemia (más las consecuencias de los pasos tomados para tratar de contenerla) impactan la mente. En general, los niveles de ansiedad, depresión y estrés han aumentado junto con los casos de COVID-19.

Aunque no se discute con tanta frecuencia, otro desafío mental que algunos han enfrentado es el de los pensamientos intrusivos (o "pegajosos").[263] Los pensamientos intrusivos son nociones o imágenes no deseadas que, al quedar "atascadas" en la mente, pueden ser difíciles de desalojar. Las personas con Trastorno Obsesivo Compulsivo (TOC) luchan con ellos todo el tiempo. En el apogeo de su enfermedad COVID, muchas personas normalmente equilibradas también han luchado contra ellos.

Los pensamientos intrusivos específicos de la pandemia pueden estar relacionados con un aumento del miedo, pensamientos negativos u otras tendencias del TOC. Cualquiera que sea la fijación, aquí hay algunas estrategias para considerar si sus procesos de pensamiento normales se han visto interrumpidos por pensamientos "pegajosos":

Estrategia #1: Etiquete esos pensamientos por lo que son- solo pensamientos

Una de las mejores cosas que puedes hacer cuando te preocupan los pensamientos intrusivos es etiquetarlos exactamente por lo que son: pensamientos. ¡El hecho de que algo haya pasado por tu cabeza no significa que lo hayas hecho tú! Los pensamientos no son lo mismo que la intención o el comportamiento. (Nota: esta estrategia no es la mejor si está luchando con pensamientos obsesivos de hacerse daño a sí mismo o a otros. En tales casos, busque ayuda profesional de inmediato).)

Estrategia #2: Cuídate a ti mismo

Puede aprender a manejar mejor el estrés a través del autocuidado. Si su mente está "atrapada en una rutina", tómese un tiempo para concentrarse en estrategias activas de afrontamiento para manejar el estrés. Tales estrategias pueden ayudar a reducir la frecuencia o la tendencia de los pensamientos no deseados.

Estrategia n.º 3: Pruebe la Terapia cognitivo conductual (TCC)

La TCC, una terapia para la mente respaldada por la ciencia , busca desafiar e interrumpir los patrones de pensamiento negativos que las personas pueden tener sobre sí mismos, los demás y el mundo. Los investigadores han descubierto que la TCC es eficaz para tratar múltiples problemas de salud mental: incluyendo ansiedad, depresión y pensamientos obsesivos/intrusivos.[264]

La TCC utiliza un modelo "ABC" para ayudar a las personas a remodelar o reemplazar los pensamientos negativos. Ese modelo, que fue creado por el Dr. Albert Ellis, presenta tres componentes importantes:

A se refiere a la Adversidad inicial o un **Evento Activador**

B Se **refiere a su sistema** de creencias sobre el evento y/o las personas involucradas (incluido usted mismo)

C Se refiere a las **Consecuencias** (o sus acciones en respuesta a ese evento)

Al ayudar a las personas a comprender la relación entre A (el EVENTO ACTIVADOR) y B (SISTEMAS DE CREENCIAS), la TCC busca alterar C (CONSECUENCIAS), o cómo respondemos al evento. Por ejemplo, si su SISTEMA DE CREENCIAS asume que alguien es un imbécil, todos los EVENTOS ACTIVADORES relacionados con esa persona se interpretarán a la luz de su SISTEMA DE CREENCIAS.

Tus acciones en respuesta a prácticamente cualquier cosa que haga esa persona (CONSECUENCIAS) se verán naturalmente afectadas por tus creencias profundas sobre ella.

Al desafiar B (el SISTEMA DE CREENCIAS), la TCC busca alterar C (las CONSECUENCIAS, o nuestra respuesta). En otras palabras, al reconocer y hacer cambios en el origen de los "malos pensamientos" (por ejemplo, un SISTEMA DE CREENCIAS defectuosa), puede alterar su respuesta o el resultado futuro.

Para ayudar a las personas a reconocer el "pensamiento retorcido", la TCC divide los pensamientos irracionales en diez categorías. (Se proporciona un buen resumen de estas categorías en Destructores de Pandemia. También se han escrito muchos buenos libros sobre el tema).

Estrategia #4: Concéntrese en el lado del "buen juicio" de su cerebro

Se ha dicho que hay dos lados en nuestro cerebro:
1. El "cerebro inteligente" (donde reside el buen juicio), y
2. El "cerebro del miedo".)

Tu cerebro inteligente sabe quién eres, adónde vas y qué estás haciendo. Sin embargo, el cerebro del miedo no es inteligente. El lado del cerebro que se ocupa de las amenazas, el cerebro del miedo, no puede diferenciar entre lo imaginario y lo real. El cerebro del miedo funciona muy rápido, a veces cuando no necesita trabajar en absoluto. Durante tiempos difíciles como estos, el objetivo debe ser escuchar lo que dice el cerebro del miedo, pero dejar que el cerebro inteligente piense.

Similar a la TCC, esta estrategia trata de vencer los pensamientos distorsionados. Hoy en día y en esta época, existen cosas con las que debiéramos tener cuidado, para estar seguros. Pero el cerebro del miedo no debiera elaborar nuestro pensamiento no debe pensar. El cerebro inteligente debería hacerlo.

"Porque no nos ha dado Dios espíritu de cobardía; sino de poder, y de amor, y de dominio propio."

(2 Timoteo 1:7, NVI)

Cómo la gratitud cambia tu cerebro

En sus esfuerzos para ayudar a los pacientes a mejorar su salud mental los profesionales siempre están buscando formas de ayudar a los pacientes a sanar más rápido en el menor tiempo posible. En esta búsqueda, una "actividad" ideal para los clientes sería una que no sea demasiado exigente pero que de buenos resultados. Una de las actividades más prometedoras para emerger de esta búsqueda es la práctica de la gratitud. En los últimos años, muchos estudios han confirmado que las personas que cuentan conscientemente sus bendiciones tienden a ser más felices que las que no.

Además de promover la felicidad, se ha demostrado científicamente que practicar la gratitud también:

- Refuerza el sistema inmunológico[265]
- Mejora la salud mental[266]
- Fortalece las relaciones[267]
- Aumenta el optimismo[268]
- Mejora la resiliencia[269]

Practicando la Gratitud

Si no ha tenido el hábito de practicar la gratitud, es posible que se pregunte cómo empezar. La verdad es que hay muchas maneras de mostrar agradecimiento. Las siguientes son algunas ideas para comenzar:

- Mantenga un "diario de gratitud"
- Preste atención (sea consciente) de las pequeñas cosas de la vida, como pájaros cantando alegremente en los árboles
- Agradezca a alguien por lo que es o por lo que hizo. aunque haya sido hace mucho tiempo
- Haz algo amable por alguien en tu vida
- Haga una lista, o piense en todo lo bueno y positivo en su vida
- Da gracias a Dios a través de la oración

Cómo llevar un diario de gratitud

La primera estrategia mencionada anteriormente, llevar un diario de gratitud, es una de las mejores maneras de cultivar una actitud positiva, incluso alegre, incluyendo los tiempos difíciles. Llevar un diario así no es realmente tan difícil. Los siguientes son algunos pasos para comenzar:

PASO #1: Reserva un cuaderno para este propósito

Puede usar una computadora o una aplicación (si es necesario). Pero hay muchas cosas buenas que decir acerca de escribir las cosas a mano.

De alguna manera, ayuda al flujo de pensamientos. La Biblia nos dice que Jesús una vez escribió en la arena. (Juan 8:11) No se sabe si era sobre la gratitud lo que estaba escribiendo, pero solo por decirlo así, ¡escribir en la arena es bíblico!, en cualquier caso, encuentra algo sobre lo que quieras escribir y ¡empieza!

PASO #2: Todos los días, tome nota y escriba sobre al menos tres cosas positivas que viste o que sucedieron ese día. (Cuando se sienta desanimado, leer este diario le ayudará a levantar el ánimo). Las ideas para comenzar incluyen:

- Algo hermoso que vio en la naturaleza
- Cosas divertidas que le hicieron reír hoy
- Algo bueno que alguien dijo, o hizo, que le tocó o elevó
- Un suceso feliz, un evento o una noticia
- Algo bueno que dijo o hizo que ayudó a otra persona
- La alegría que recibió de un gatito, cachorro u otra querida mascota
- Una impresión o dirección espiritual que recibiste
- Algo divertido, fantástico o significativo que haya hecho en el día

Si lo desea, puede que le resulte beneficioso centrar su diario en un área que realmente desea mejorar en su vida. No se preocupe, ¡todavía puede ser positivo con respecto a ellos! Por ejemplo:

- Si estás luchando con sentimientos de inutilidad, escribe sobre tres cosas de las que puede estar orgulloso o deleitarse.
- Si una relación difícil lo está desafiando, escriba sobre tres cosas buenas que vio en su "persona difícil" hoy.
- Si quiere mejorar su relación con Dios, escriba sobre tres formas en las que viste Su mano en tu vida hoy. (Algunas personas llaman a esto su diario "Tiernas Misericordias").
- Si su trabajo representa un gran problema, escriba sobre tres cosas que sucedieron en el trabajo por las que está agradecido

Si aún busca "inspiración de gratitud", puede intentar leer la Biblia, especialmente los salmos. Hay muchos versos inspiradores sobre la gratitud y el agradecimiento en sus páginas. Aquí hay algunos para empezar:

- **Dad gracias en todo, porque esta es la voluntad de Dios para con vosotros en Cristo Jesús". (1 Tesalonicenses 5:18)**
- **"Este es el día que hizo el Señor; regocijémonos y alegrémonos en él". (Salmo 118:24)**

Opción múltiple

Después de revisar las asignaciones de los capítulos, encierre en un círculo la(s) respuesta(s) correcta(s) para cada una de las las preguntas a continuación. (Nota: algunas preguntas tienen más de una respuesta correcta).

1. **Las palabras "He aprendido a estar contento en cualquier estado en que me encuentre" fueron dichas por:**
   a. Judas Iscariote
   b. Pablo el Apóstol
   c. Poncio Pilato
   d. Benedict Arnold

2. **Los Medicamentos psiquiátricos como benzodiazepinas, ISRS, medicamentos antipsicóticos y estimulantes:**
   a. A. Se han utilizado libremente para tratar enfermedades relacionadas con la pandemia, ansiedad y depresión
   b. Crea desequilibrios de neurotransmisores en el cerebro
   c. A menudo conduce a la dependencia de las drogas
   d. Todo lo anterior

3. **La Terapia conductual cognitiva (TCC):**
   a. Ha ayudado a muchas personas a cambiar sus patrones de pensamiento al asumir la responsabilidad de sus pensamientos.
   b. Puede ayudar a las personas a tener mejores relaciones
   c. Es beneficioso en la recuperación del duelo
   d. Es útil en muchas situaciones.

4. **Las Personas que se involucran en el "blanco y negro" o error de pensamiento polarizado:**
   a. Ven todo en términos absolutos
   b. Tienen su pensamiento extremo alimentado por el motor de búsqueda y las redes sociales.
   c. Respetan los puntos de vista de los demás
   d. No dejan lugar a puntos de vista opuestos

5. **Las personas que incurren en el error de pensamiento de las "generalizaciones radicales":**
   a. Sacan conclusiones importantes basadas en una sola experiencia.
   b. Son propensos a los trastornos de ansiedad y al TEPT
   c. Suelen tener razón en sus suposiciones
   d. Encuestan a otros antes de formar opiniones

6. **Las Personas que cometen el error de pensamiento denominado como "filtro mental":**
   a. Tienden a mirar la vida a través de un filtro que ve lo que quieren ver
   b. Pueden sufrir de ansiedad o depresión.
   c. Son generalmente del tipo feliz y despreocupado
   d. Puede involucrarse en pensamientos suicidas

7. **Las Personas que cometen el error de pensamiento**
   a. Ven las cosas positivas, pero las explican de manera equivocada
   b. A menudo supone que los buenos resultados son sólo una casualidad
   c. Siente que no tiene control sobre las circunstancias
   d. A menudo carecen de motivación.

8. **Las Personas que cometen errores de pensamiento de magnificación o minimización::**
   a. Exageran o minimizan incorrectamente la importancia de los acontecimientos de la vida
   b. Pueden sacar las cosas de proporción
   c. Pueden ignorar problemas importantes
   d. Todo lo anterior

9. **Los Razonadores emocionales:**
   a. Confían en la lógica y las estadísticas para formar sus opiniones
   b. Amenudo confían en sus instintos para tomar decisiones
   c. importantes Suelen ser personas extremadamente enérgicas
   d. Es más probable que sean perezosos

10. **El error de pensamiento de la personalización ha sido vinculado a personas:**
    a. A. Que se culpan a sí mismas por cosas que no son su culpa
    b. Creer que están siendo atacados intencionalmente, o excluidos, cuando no lo están.
    c. Sentimientos de culpa sanos y bien merecidos
    d. Sentimientos de culpa inapropiados

11. **Los estudios han demostrado que las personas con más optimismo tienden a tener:**
    a. Sistemas inmunológicos más fuertes en general
    b. Niveles más altos de células inmunoprotectoras, como anticuerpos y células T.
    c. Baja la presión arterial y los triglicéridos
    d. Presión arterial y triglicéridos elevados

12. **Las estrategias exitosas para ser una persona más positiva se incluyen:**
    a. Mejorar la postura y el lenguaje corporal
    b. Rechazar las palabras y frases negativas
    c. Hacer una lista de gratitud
    d. Beber ponche de huevo al menos una vez al día.

¿Verdadero o Falso?

Encierre en un círculo la respuesta correcta de Verdadero o Falso para cada una de las siguientes afirmaciones:

1.	La pandemia de COVID-19 aumentó significativamente los niveles de ansiedad y depresión en los Estados Unidos.	Verdadero	Falso
2.	Un historial familiar de suicidio o depresión es uno de los diez factores o detonadores que podrían predisponerlo a usted mismo a la depresión.	Cierto	Falso
3.	La privación del sueño no tiene nada que ver con la depresión.	Cierto	Falso
4.	Ir regularmente en contra de la propia conciencia puede conducir a pensamientos depresivos.	Cierto	Falso
5.	Escuchar música rap es una de las mejores curas para la depresión.	Cierto	Falso
6.	La hidroterapia (o tratamientos de frío y calor) puede tratar la depresión al estimular el flujo de sangre al cerebro.	Cierto	Falso
7.	El ejercicio físico regular puede ser muy deprimente.	Cierto	Falso
8.	Los investigadores han descubierto que el ejercicio espiritual diario (como el estudio de la Biblia y la oración) esútil para tratar la depresión.	Cierto	Falso
9.	El 40-50% de los pacientes médicos estadounidenses dicen que la fe les ayuda en su lucha contra la enfermedad.	Cierto	Falso
10.	Se ha descubierto que los cristianos que creen en la Biblia tienen más optimismo cuando se enfrentan a la enfermedad que los de tradiciones religiosas más liberales.	Cierto	Falso

Coincidencia de pensamiento apestoso

Uno de los objetivos de la Terapia Cognitiva Conductual (CBT, por sus siglas en inglés) es corregir los errores de pensamiento, o "pensamiento apestoso", como a veces se le llama. Relaciona cada tipo de error de pensamiento con el ejemplo que corresponda:

Pensamiento Blanco y negro (polarizado)	Un evento negativo se utiliza para sacar conclusiones importantes.
Generalizaciones radicales	Se ven cosas buenas, pero se explican como "casualidades"
Filtros mentales	Una característica de una persona se usa para definir a toda la persona.
Explicar los aspectos positivos	La gente cree conocer el futuro antes de que llegue
Lectura mental	De una forma u otra, la gente saca las cosas de proporción
Error de adivino	Las personas confían en sus instintos para tomar decisiones importantes
Maximización o Minimización	Todo se ve en absolutos (por ejemplo, blanco y negro, bien y mal)
Razonamiento Emocional	Los desaires o eventos que no están relacionados con una persona en absoluto son tomados muy personalmente por ellos.
Etiquetado	Las personas asumen que saben lo que otros están pensando.
Personalización	Vemos lo que nos propusimos ver

ESCALA DE AUTOEVALUACIÓN

INSTRUCCIONES: Encierre en un círculo la respuesta que más le convenga.

	😊	😐	🙁	😢
Veo la mayoría de las cosas en la vida como bastante simples, en blanco y negro:	Algunas si, algunas no	Hay muchas de zonas grises	Todo es una zona gris para mí.	Sí
Por lo general, puedo decir lo que otras personas están pensando:	No	No tan bien	Muy bien	¡Ab solutamente!!
Nunca exagero:	¿Esta es una pregunta con trampa?	Normalmente no	De vez en cuando	Todo el tiempo (¡como ahora mismo!)
Soy bastante bueno adivinando eventos futuros:	No	No mucho	Algo	¡Defin itivamente!
Realmente parece que la gente está buscandome, la mayor parte del tiempo:	¡Siempre!	La mayoría de las veces	De vez en cuando	No
La forma en que vivo está sincronizada con mis valores fundamentales:	La mayoría del tiempo	Aveces	Casi nunca	No realmente
Los demás me ven como una persona muy positiva	La mayoría del tiempo	Aveces	Raramente	Casi nunca
Lucho con la ansiedad y/o depresión:	No realmente	De cuando en cuando	Algunos veces	La mayoría del tiempo
Mi fe es fuerte; sé que Dios puede manejar el futuro:	¡Abs olutamente!!	La mayoría del tiempo	Algunos veces	No tanto

Revisa tus respuestas en la sección anterior. ¿Hay algún paso simple y/o inmediato que pueda tomar para mejorar en alguna de estas áreas? Si es así, enumérelos a continuación:

Pasos que puedo tomar:

1 _____

_____

_____

2 _____

_____

_____

3 _____

_____

_____

4 _____

_____

_____

5 _____

_____

_____

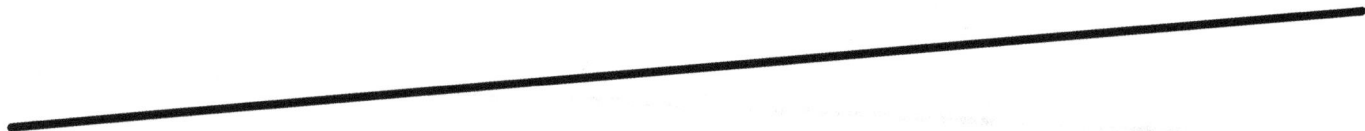

Plan de acción

Revise el "Plan de acción" de los capítulos 21 y 22 como se resume a continuación.
Ponga una marca de verificación junto a los puntos que está listo para trabajar:

○ Si ha atravesado la pandemia con la ayuda de medicamentos recetados o automedicado con alcohol, drogas recreativas o alguna otra distracción, considere cómo reemplazar esos mecanismos de manejo del estrés con hábitos más saludables.

○ Considere la lista de los 10 errores de pensamiento a la luz de su propia vida. Si honestamente sientes que te has caído en uno o más de estos errores, trate de ver el panorama general y enderece su pensamiento.

○ Si está luchando contra la ansiedad o la depresión o siente que podría haber caído en algún error de pensamiento, considere leer un buen libro sobre TCC. Si realmente está en problemas, busque ayuda de inmediato.

○ Piense en algunas ocasiones en las que se ha "desahogado". ¿El resultado ha sido generalmente bueno? Si no fue así, considere cómo usted podría mejorar su respuesta a situaciones desafiantes.

○ Siga los pasos del libro bajo el título "Cómo repensar sus valores fundamentales". Si hay estrés o disonancia en su vida causado por una brecha entre lo que crees y cómo estas viviendo, haga un plan para aliviar ese estrés.

○ Repase las formas (en el Capítulo 22) de ser una persona más optimista y positiva. Si no has estado practicando estas estrategias para mejorar el estado de ánimo en tu vida, decide cuál(es) probar y comienza.

○ Considere también las opciones de estilo de vida del Capítulo 22 y pruebe una o más cosas que cree que podrían ser útiles para usted.

○ Vuelva a leer la lista de factores detonantes que desencadenan la depresión. Considere aquellos sobre los que tiene control y cómo puede usarlos para reducir su riesgo a sufrir de depresión.

○ Si aún no lo ha hecho, intente leer un pasaje bíblico de Proverbios todos los días durante una semana. También le recomendamos buscar algunos de los muchos textos donde la Biblia usa las palabras "No temas" o "No tengas miedo ".

○ Trate de llevar sus problemas a Dios. "Echando toda vuestra ansiedad sobre Él, porque Él cuida de vosotros". (1 Pedro 5:7)

Otros puntos para recordar

¿Hay otros puntos que le gustaría recordar de los capítulos tratados en esta sesión?
Si es así, escríbelos aquí:

_____

_____

_____

_____

_____

_____

1   Armstrong JF. When the flu killed millions. RN. 1999 Dec 1;62(12):32-.

2   Wheelock DC. What Can We Learn from the Spanish Flu Pandemic of 1918-19 for COVID-19? Federal Reserve Bank of St. Louis Economic Synopses. 2020 May;30:1-4.

3   Ibid.

4   Wilton P. Spanish flu outdid WWI in number of lives claimed. CMAJ: Canadian Medical Association Journal. 1993 Jun 1;148(11):2036.

5   Simonsen L, Clarke MJ, Schonberger LB, Arden NH, Cox NJ, Fukuda K (July 1998). "Pandemic versus epidemic influenza mortality: a pattern of changing age distribution". The Journal of Infectious Diseases. 178 (1): 53–60.

6   https://www.alaskapublic.org/2020/05/06/what-alaskans-learned-from-the-mother-of-all-pandemics-in-1918/.

7   Hobday RA, Cason JW. The open-air treatment of pandemic influenza. American journal of public health. 2009 Oct;99(S2):S236-42.

8   https://virus.stanford.edu/uda/.

9   Schoch-Spana M. "Hospitals full-up": the 1918 influenza pandemic. Public Health Reports. 2001;116(Suppl 2):32.

10   Ibid.

11   Cipriano PF. 100 years on: the Spanish flu, pandemics and keeping nurses safe. International nursing review. 2018 Sep;65(3):305.

12   L. E. Elliott, "The Value of Sanitarium Treatment in Respiratory Diseases," Life & Health Magazine, May, 1919: Vol. 34.

13   Ansello EF. Blue Zones and Longevity.

14   Ahlheim H. Governing the World of Wakefulness: The Exploration of Alertness, Performance, and Brain Activity with the Help of "Stay-Awake-Men"(1884–1964). Anthropology of Consciousness. 2013 Sep;24(2):117-36.

15   VonRueden K. Sleep Deprivation in the Workplace: The Hidden Side of Health and Wellness. InASSE Professional Development Conference and Exposition 2014 Jun 8. OnePetro.

16   Rico-Rosillo MG, Vega-Robledo GB. Sleep and immune system. Revista Alergia Mexico. 2018 Jun;65(2):160-70.

17   Fang HF, Miao NF, Chen CD, Sithole T, Chung MH. Risk of cancer in patients with insomnia, parasomnia, and obstructive sleep apnea: a nationwide nested case-control study. Journal of Cancer. 2015;6(11):1140.

18   Hillman DR. Sleep loss in the hospitalized patient and its influence on recovery from illness and operation. Anesthesia & Analgesia. 2021 May 1;132(5):1314-20.

19   Lange T, Dimitrov S, Born J. Effects of sleep and circadian rhythm on the human immune system. Annals of the New York Academy of Sciences. 2010 Apr;1193(1):48-59.

20   Krueger JM, Obál Jr F, Fang J, Kubota T, Taishi P. The role of cytokines in physiological sleep regulation. Annals of the New York Academy of Sciences. 2001 Mar;933(1):211-21.

21   Werner S, Grose R. Regulation of wound healing by growth factors and cytokines. Physiological reviews. 2003 Jul;83(3):835-70.

22   Westermann J, Lange T, Textor J, Born J. System consolidation during sleep–a common principle underlying psychological and immunological memory formation. Trends in neurosciences. 2015 Oct 1;38(10):585-97.

23   Hillman DR. Sleep loss in the hospitalized patient and its influence on recovery from illness and operation. Anesthesia & Analgesia. 2021 May 1;132(5):1314-20.

24   Dua S, Dowey J, Garcia MR, Bond S, Durham S, Kimber I, Mills C, Roberts G, Skypala I, Wason J, Ewan P. How Reaction Severity Is Affected By Cofactors And Repeat Challenges: A Prospective Study Of Peanut Allergic Adults. Journal of Allergy and Clinical Immunology. 2020 Feb 1;145(2):AB182.

25   Benedict C, Cedernaes J. Could a good night's sleep improve COVID-19 vaccine efficacy?. The Lancet Respiratory Medicine. 2021 May 1;9(5):447-8.

26   Mannino G, Caradonna F, Cruciata I, Lauria A, Perrone A, Gentile C. Melatonin reduces inflammatory response in human intestinal epithelial cells stimulated by interleukin-1β. Journal of pineal research. 2019 Oct;67(3):e12598.

27   Bandyopadhyay A, Sigua NL. What is sleep deprivation?. American journal of respiratory and critical care medicine. 2019 Mar 15;199(6):P11-2.

28   Luxwolda M, Havekes R. Mechanisms of increased infection risk by sleep deprivation. Neurobiology. 2021 Sep.

29   Story of Malcolm Macintosh, as provided by his grandson, Don Macintosh.

30   Petrofsky J, Laymon M, Donatelli R. A comparison of moist heat, dry heat, chemical dry heat and icy hot for deep tissue heating and changes in tissue blood flow. Medical Research Archives. 2021 Jan 28;9(1).

31   Kluger MJ. 4. The Adaptive Value of Fever. In: Fever: Its Biology, Evolution, and Function. Princeton University Press; 2015. p. 129–66.

32   Fusheng YA. Look on the Bright Side of Fever 2019;1.

33   Gumdal GN. Pathophysiology of fever. From the Editor's Desk.:7.

34   Ibid.

35   Plaza JJG, et al. Role of metabolism during viral infections, and crosstalk with the innate immune system. Intractable Rare Dis Res. 2016 May;5(2):90–6.

36   Wrotek S, LeGrand EK, Dzialuk A, Alcock J. Let fever do its job: the meaning of fever in the pandemic era. Evolution, medicine, and public health. 2021;9(1):26-35.

37   Ibid.

38   Ibid.

39   Hu B, Huang S, Yin L. The cytokine storm and COVID-19. Journal of medical virology. 2021 Jan;93(1):250-6.

40   Ramirez FE, Sanchez A, Pirskanen AT. Hydrothermotherapy in prevention and treatment of mild to moderate cases of COVID-19. Medical hypotheses. 2021 Jan 1;146:110363.

41   Paterson C, Gobel B, Gosselin T, Haylock PJ, Papadopoulou C, Slusser K, Rodriguez A, Pituskin E. Oncology nursing during a pandemic: critical reflections in the context of COVID-19. In Seminars in Oncology Nursing 2020 Jun 1 (Vol. 36, No. 3, p. 151028). WB Saunders.

42   Ibid.

43   Del Rio C, Omer SB, Malani PN. Winter of Omicron—The Evolving COVID-19 Pandemic. JAMA. 2021 Dec 22.

44   Meng X, Deng Y, Dai Z, Meng Z. COVID-19 and anosmia: A review based on up-to-date knowledge. American journal of otolaryngology. 2020 Sep 1;41(5):102581.

45   Pinto JM, Wroblewski KE, Kern DW, Schumm LP, McClintock MK. Olfactory dysfunction predicts 5-year mortality in older adults. PloS one. 2014 Oct 1;9(10):e107541.

46   Conti MZ, Vicini-Chilovi B, Riva M, Zanetti M, Liberini P, Padovani A, Rozzini L. Odor identification deficit predicts clinical conversion from mild cognitive impairment to dementia due to Alzheimer's disease. Archives of Clinical Neuropsychology. 2013 Aug 1;28(5):391-9.

47   Yang HJ, LoSavio PS, Engen PA, Naqib A, Mehta A, Kota R, Khan RJ, Tobin MC, Green SJ, Schleimer RP, Keshavarzian A. Association of nasal microbiome and asthma control in patients with chronic rhinosinusitis. Clinical & Experimental Allergy. 2018 Dec;48(12):1744-7.

48   Lee KJ, Park CA, Lee YB, Kim HK, Kang CK. EEG signals during mouth breathing in a working memory task. International Journal of Neuroscience. 2020 May 3;130(5):425-34.

49   Kumpitsch C, Koskinen K, Schöpf V, Moissl-Eichinger C. The microbiome of the upper respiratory tract in health and disease. BMC biology. 2019 Dec;17(1):1-20.

50   Xydakis MS, Albers MW, Holbrook EH, Lyon DM, Shih RY, Frasnelli JA, Pagenstecher A, Kupke A, Enquist LW, Perlman S. Post-viral effects of COVID-19 in the olfactory system and their implications. The Lancet Neurology. 2021 Sep 1;20(9):753-61.

51   De Boeck I, van den Broek MF, Allonsius CN, Spacova I, Wittouck S, Martens K, Wuyts S, Cauwenberghs E, Jokicevic K, Vandenheuvel D, Eilers T. Lactobacilli have a niche in the human nose. Cell Reports. 2020 May 26;31(8):107674.

52   Kumpitsch C, Koskinen K, Schöpf V, Moissl-Eichinger C. The microbiome of the upper respiratory tract in health and disease. BMC biology. 2019 Dec;17(1):1-20.

53   De Boeck I, van den Broek MF, Allonsius CN, Spacova I, Wittouck S, Martens K, Wuyts S, Cauwenberghs E, Jokicevic K, Vandenheuvel D, Eilers T. Lactobacilli have a niche in the human nose. Cell Reports. 2020 May 26;31(8):107674.

54   Savin Z, Kivity S, Yonath H, Yehuda S. Smoking and the intestinal microbiome. Archives of microbiology. 2018 Jul;200(5):677-84.

55   Xydakis MS, Albers MW, Holbrook EH, Lyon DM, Shih RY, Frasnelli JA, Pagenstecher A, Kupke A, Enquist LW, Perlman S. Post-viral effects of COVID-19 in the olfactory system and their implications. The Lancet Neurology. 2021 Sep 1;20(9):753-61.

56   Kataria J. Text Neck–Its Effects on Posture. International Journal of Creative Research Thoughts. 2018;6(1):817-9.

57   Goto Y, Hu A, Yamaguchi T, Suetake N, Kobayashi H. The Influence of a Posture on the Autonomic Nervous System and Stress Hormones in Saliva. Health. 2020 Jan 21;12(2):118-26.

58   Albarrati A, Zafar H, Alghadir AH, Anwer S. Effect of upright and slouched sitting postures on the respiratory muscle strength in healthy young males. BioMed research international. 2018 Feb 25;2018.

59   Zahari Z, Zainudin NF, Justine M. Posture and its relationship with falls among older people with low back pain: A systematic review. Healthscope: The Official Research Book of Faculty of Health Sciences, UiTM. 2020 Jun 30;3(2):13-8.

60   Newitt J, Strollo P. Breathing Problems in Adults with Neuromuscular Weakness. American Journal of Respiratory and Critical Care Medicine. 2020 Dec 1;202(11):P31-2.

61   Metin OI, Caglayan O, Julio L. Human Leptin Deficiency Caused by a Missense Mutation: Multiple Endocrine Defects, Decreased Sympathetic Tone, and Immune System Dysfunction Indicate New Targets for Leptin Action, Greater Central than Peripheral Resistance to the Effects of Leptin, and Spontaneous Correction of Leptin-Mediated Defects, The Journal of Clinical Endocrinology & Metabolism. 1999, October I; 3686–3695.

62   Egan, M. Posture: Health matters. LSJ: Law Society of NSW Journal, 2014;(4), 52.

63   McCrae CS, Lichstein KL. Secondary insomnia: Diagnostic challenges and intervention opportunities.Sleep Medicine Reviews. 2001; 5(1) 47-61.

64   Bradley H, Esformes J. Breathing pattern disorders and functional movement. Int J Sports Phys Ther. 2014;9(1):28-39.

65   H mmig O. Work- and stress-related musculoskeletal and sleep disorders among health professionals: a cross-sectional study in a hospital setting in Switzerland. BMC Musculoskelet Disord 2020;(21):319.

66   Akulwar-Tajane I, Darvesh M, Ghule M, Deokule S, Deora B, Mhatre V. Effects of COVID-19 pandemic lock down on posture in physiotherapy students: a cross-sectional study. Medical & Clinical Research. 2021;6(1):91-102.

67   Szczygieł E, Blaut J, Zielonka-Pycka K, Tomaszewski K, Golec J, Czechowska D, Masłoń A, Golec E. The impact of deep muscle training on the quality of posture and breathing. Journal of motor behavior. 2018 Mar 4;50(2):219-27.

68   Kattenstroth JC, Kalisch T, Holt S, Tegenthoff M, Dinse HR. Six months of dance intervention enhances postural, sensorimotor, and cognitive performance in elderly without affecting cardio-respiratory functions. Frontiers in aging neuroscience. 2013 Feb 26;5:5.

69   Ganesh A, Stahnisch FW. A history of multiple sclerosis investigations in Canada between 1850 and 1950. Canadian Journal of Neurological Sciences. 2014 May;41(3):320-32.

70   Beckett JM, Bird ML, Pittaway JK, Ahuja KD. Diet and multiple sclerosis: scoping review of web-based recommendations. Interactive journal of medical research. 2019 Jan 9;8(1):e10050.

71   Gibson GR, Roberfroid MB. Dietary modulation of the human colonic microbiota: introducing the concept of prebiotics. The Journal of nutrition. 1995 Jun 1;125(6):1401-12.

72   Pollan M. Some of my best friends are germs. New York Times Magazine. 2013 May 15;15.

73   Popkin BM, Ng SW. The nutrition transition to a stage of high obesity and noncommunicable disease prevalence dominated by ultra-processed foods is not inevitable. Obesity Reviews. 2022 Jan;23(1):e13366.

74   Saini P, Kumar N, Kumar S, Mwaurah PW, Panghal A, Attkan AK, Singh VK, Garg MK, Singh V. Bioactive compounds, nutritional benefits and food applications of colored wheat: A comprehensive review. Critical Reviews in Food Science and Nutrition. 2021 Oct 28;61(19):3197-210.

75   Pollan M. Unhappy meals. The New York Times. 2007 Jan 28;28.

76   Clark JA, Coopersmith CM. Intestinal crosstalk–a new paradigm for understanding the gut as the "motor" of critical illness. Shock (Augusta, Ga.). 2007 Oct;28(4):384.

77   Anderson J. Easter Candy Lists 2015.

78   Kong F, Cai Y. Study insights into gastrointestinal cancer through the gut microbiota. BioMed Research International. 2019 Jun 24;2019.

79   Rastelli M, Knauf C, Cani PD. Gut microbes and health: a focus on the mechanisms linking microbes, obesity, and related disorders. Obesity. 2018 May;26(5):792-800.

80   Dhir A. HAPPY GUT, HEALTHY WEIGHT.

81   Johnson KV. Gut microbiome composition and diversity are related to human personality traits. Human Microbiome Journal. 2020 Mar 1;15:100069.

82   Liu RT, Rowan-Nash AD, Sheehan AE, Walsh RF, Sanzari CM, Korry BJ, Belenky P. Reductions in anti-inflammatory gut bacteria are associated with depression in a sample of young adults. Brain, behavior, and immunity. 2020 Aug 1;88:308-24.

83   Gagliardi A, Totino V, Cacciotti F, Iebba V, Neroni B, Bonfiglio G, Trancassini M, Passariello C, Pantanella F, Schippa S. Rebuilding the gut microbiota ecosystem. International journal of environmental research and public health. 2018 Aug;15(8):1679.

84   García López R. Study of the virome and microbiome associated to the proliferative verrucous leukoplakia.

85   Schwartz B, Schwartz B. The paradox of choice: Why more is less. New York: Ecco.

86   Chen J, Ying GG, Deng WJ. Antibiotic residues in food: extraction, analysis, and human health concerns. Journal of Agricultural and Food Chemistry. 2019 Jun 14;67(27):7569-86.

87   Wu Z. Antibiotic use and antibiotic resistance in food-producing animals in China.

88   Barton MD. Antibiotic use in animal feed and its impact on human health. Nutrition research reviews. 2000 Dec;13(2):279-99.

89   Dolliver H, Kumar K, Gupta S. Sulfamethazine uptake by plants from manure-amended soil. Journal of environmental quality. 2007 Jul;36(4):1224-30.

90   Islam MS. Use of bioslurry as organic fertilizer in Bangladesh agriculture. In Prepared for the presentation at the international workshop on the use of bioslurry domestic biogas programme. Bangkok, Thailand 2006 Sep 27 (pp. 3-16).

91   Atolani O, Baker MT, Adeyemi OS, Olanrewaju IR, Hamid AA, Ameen OM, Oguntoye SO, Usman LA. COVID-19: Critical discussion on the applications and implications of chemicals in sanitizers and disinfectants. EXCLI journal. 2020;19:785.

92   Manohar P, Loh B, Leptihn S. Will the overuse of antibiotics during the coronavirus pandemic accelerate antimicrobial resistance of bacteria? Infectious Microbes & Diseases. 2020 Sep 1;2(3):87-8.

93   Livermore DM. Antibiotic resistance during and beyond COVID-19. JAC-antimicrobial resistance. 2021 Jun; 3(Supplement_1) 15-16.

94   Vaughn VM, Gandhi TN, Petty LA, Patel PK, Prescott HC, Malani AN, Ratz D, McLaughlin E, Chopra V, Flanders SA. Empiric antibacterial therapy and community-onset bacterial coinfection in patients hospitalized with coronavirus disease 2019 (COVID-19): a multi-hospital cohort study. Clinical Infectious Diseases. 2021 May 15;72(10):e533-41.

95   Uetrecht J. Immune-mediated adverse drug reactions. Chemical research in toxicology. 2009 Jan 19;22(1):24-34.

96   Long H, Zhao H, Chen A, Yao Z, Cheng B, Lu Q. Protecting medical staff from skin injury/disease caused by personal protective equipment during epidemic period of COVID-19: experience from China. Journal of the European Academy of Dermatology and Venereology. 2020 May;34(5):919.

97   Munyua PM, Njenga MK, Osoro EM, Onyango CO, Bitek AO, Mwatondo A, Muturi MK, Musee N, Bigogo G, Otiang E, Ade F. Successes and challenges of the One Health approach in Kenya over the last decade. BMC public health. 2019 May;19(3): 1-9.

98   Wagner N. Indirect health effects due to COVID-19: An exploration of potential economic costs for developing countries. InCOVID-19 and International Development 2022 (pp. 103-118). Springer, Cham.

99   MacIntyre CR, Bui CM. Pandemics, public health emergencies and antimicrobial resistance-putting the threat in an epidemiologic and risk analysis context. Archives of Public Health. 2017 Dec;75(1):1-6.

100   Murray CJ, Ikuta KS, Sharara F, Swetschinski L, Aguilar GR, Gray A, Han C, Bisignano C, Rao P, Wool E, Johnson SC. Global burden of bacterial antimicrobial resistance in 2019: a systematic analysis. The Lancet. 2022 Jan 19.

101   Eftimov T, Popovski G, Petković M, Seljak BK, Kocev D. COVID-19 pandemic changes the food consumption patterns. Trends in food science & technology. 2020 Oct 1;104: 268-72.

102   Wiemer L. Impact of Tailored Messages to Change Towards a Plant-Based Diet: Media Effects, Behavioral Change and Practical Implications (Doctoral dissertation, Ohio University).

103   Orlich MJ, Fraser GE. Vegetarian diets in the Adventist Health Study 2: a review of initial published findings. The American journal of clinical nutrition. 2014 Jul 1;100(suppl_1):353S-8S.

104   Shen J, Wilmot KA, Ghasemzadeh N, Molloy DL, Burkman G, Mekonnen G, Gongora MC, Quyyumi AA, Sperling LS. Mediterranean dietary patterns and cardiovascular health. Annual review of nutrition. 2015 Jul 17;35:425-49.

105   Bazargan M. Self-reported sleep disturbance among African-American elderly: the effects of depression, health status, exercise, and social support. The International Journal of Aging and Human Development. 1996 Mar;42(2):143-60.

106 Härlein J, Dassen T, Halfens RJ, Heinze C. Fall risk factors in older people with dementia or cognitive impairment: a systematic review. Journal of advanced nursing. 2009 May;65(5):922-33.

107 Rambhade S, Chakarborty A, Shrivastava A, Patil UK, Rambhade A. A survey on polypharmacy and use of inappropriate medications. Toxicology international. 2012 Jan;19(1):68.

108 Pham-Huy LA, He H, Pham-Huy C. Free radicals, antioxidants in disease and health. International journal of biomedical science: IJBS. 2008 Jun;4(2):89.

109 Carrero JJ, González-Ortiz A, Avesani CM, Bakker SJ, Bellizzi V, Chauveau P, Clase CM, Cupisti A, Espinosa-Cuevas A, Molina P, Moreau K. Plant-based diets to manage the risks and complications of chronic kidney disease. Nature Reviews Nephrology. 2020 Sep;16(9):525-42.

110 Iddir M, Brito A, Dingeo G, Fernandez Del Campo SS, Samouda H, La Frano MR, Bohn T. Strengthening the immune system and reducing inflammation and oxidative stress through diet and nutrition: considerations during the COVID-19 crisis. Nutrients. 2020 Jun;12(6):1562.

111 McCarrison R. Studies in Deficiency Disease. Studies in Deficiency Disease. 1921.

112 Campbell JD. Lifestyle, minerals and health. Medical hypotheses. 2001 Nov 1;57(5):521-31.

113 Nayak B, Berrios JD, Tang J. Impact of food processing on the glycemic index (GI) of potato products. Food Research International. 2014 Feb 1;56:35-46.

114 Housekeeper FY, More SM. Nutrition Health Review-Winter 2019. Nutrition. 2019.

115 Etemadian Y, Ghaemi V, Shaviklo AR, Pourashouri P, Mahoonak AR, Rafipour F. Development of animal/plant-based protein hydrolysate and its application in food, feed and nutraceutical industries: State of the art. Journal of Cleaner Production. 2021 Jan 1;278:123219.

116 Palmer BF, Colbert G, Clegg DJ. Potassium homeostasis, chronic kidney disease, and the plant-based diet. Kidney360. 2020 Jan 1:10-34067.

117 Awuchi CG, Igwe VS, Amagwula IO. Nutritional diseases and nutrient toxicities: A systematic review of the diets and nutrition for prevention and treatment. International Journal of Advanced Academic Research. 2020;6(1):1-46.

118 Lima GP, Vianello F. Review on the main differences between organic and conventional plant-based foods. International Journal of Food Science & Technology. 2011 Jan;46(1):1-3.

119 Lacour C, Seconda L, Allès B, Hercberg S, Langevin B, Pointereau P, Lairon D, Baudry J, Kesse-Guyot E. Environmental impacts of plant-based diets: how does organic food consumption contribute to environmental sustainability? Frontiers in nutrition. 2018:8.

120 Dina K. Why Raw Works: The Food and Beauty Connection.

121 Tuso PJ, Ismail MH, Ha BP, Bartolotto C. Nutritional update for physicians: plant-based diets. The Permanente Journal. 2013;17(2):61.

122 Fardet A. A shift toward a new holistic paradigm will help to preserve and better process grain products' food structure for improving their health effects. Food & Function. 2015;6(2):363-82.

123 Elvira-Torales LI, García-Alonso J, Periago-Castón MJ. Nutritional importance of carotenoids and their effect on liver health: A review. Antioxidants. 2019 Jul;8(7):229.

124 Popova A, Mihaylova D. Antinutrients in plant-based foods: A review. The Open Biotechnology Journal. 2019 Jul 29;13(1).

125 Willcox DC, Willcox BJ, Todoriki H, Suzuki M. The Okinawan diet: health implications of a low-calorie, nutrient-dense, antioxidant-rich dietary pattern low in glycemic load. Journal of the American College of Nutrition. 2009 Aug 1;28(sup4):500S-16S.

126 Bender AE, Reaidi GB. Toxicity of kidney beans (Phaseolus vulgaris) with particular reference to lectins. Journal of plant foods. 1982 Mar 1;4(1):15-22.

127 Guenther PM, Dodd KW, Reedy J, Krebs-Smith SM. Most Americans eat much less than recommended amounts of fruits and vegetables. Journal of the American Dietetic Association. 2006 Sep 1;106(9):1371-9.

128 Ibid.

129 Kaur C, Kapoor HC. Antioxidants in fruits and vegetables–the millennium's health. International journal of food science & technology. 2001 Oct 20;36(7):703-25.

130 Craig WJ. Phytochemicals: guardians of our health. Journal of the American Dietetic Association. 1997 Oct 1;97(10):S199-204.

131 Holopainen JK, Kivimäenpää M, Julkunen-Tiitto R. New light for phytochemicals. Trends in biotechnology. 2018 Jan 1;36(1):7-10.

132 Pennington JA, Fisher RA. Classification of fruits and vegetables. Journal of Food Composition and Analysis. 2009 Dec 1;22:S23-31.

133 Nyamai DW, Arika W, Ogola PE, Njagi EN, Ngugi MP. Medicinally important phytochemicals: an untapped research avenue. Journal of pharmacognosy and phytochemistry. 2016 Mar;4(4):2321-6182.

134 Lengai GM, Muthomi JW, Mbega ER. Phytochemical activity and role of botanical pesticides in pest management for sustainable agricultural crop production. Scientific African. 2020 Mar 1;7:e00239.

135 Chen SS, Michael A, Butler-Manuel SA. Advances in the treatment of ovarian cancer—A potential role of anti-inflammatory phytochemicals. Discovery medicine. 2012 Jan 16;13(68):7-17.

136 Khan A, Suleman M, Abdul Baqi S, Ayub M. 1. Phytochemicals and their role in curing fatal diseases: A Review. Pure and Applied Biology (PAB). 2019 Feb 28;8(1):343-54.

137 Bian ZH, Yang QC, Liu WK. Effects of light quality on the accumulation of phytochemicals in vegetables produced in controlled environments: a review. Journal of the Science of Food and Agriculture. 2015 Mar 30;95(5):869-77.

138   Liu RH. Health benefits of fruit and vegetables are from additive and synergistic combinations of phytochemicals. The American journal of clinical nutrition. 2003 Sep 1;78(3):517S-20S.

139   McRorie Jr JW. Evidence-based approach to fiber supplements and clinically meaningful health benefits, part 1: what to look for and how to recommend an effective fiber therapy. Nutrition today. 2015 Mar;50(2):82.

140   Watson RR, Leonard TK. Selenium and vitamins A, E, and C: nutrients with cancer prevention properties. Journal of the American Dietetic Association. 1986 Apr 1;86(4):505-10.

141   Cai Y, Li Y, Wang R, Wu H, Chen Z, Zhang J, Ma Z, Hao X, Zhao Y, Zhang C, Huang F. A well-mixed phase formed by two compatible non-fullerene acceptors enables ternary organic solar cells with efficiency over 18.6%. Advanced Materials. 2021 Aug;33(33):2101733.

142   Lee SJ, Park CS, Kim BJ, Lee CS, Cha B, Lee YJ, Soh M, Park JA, Young PS, Song EH. Association between morningness and resilience in Korean college students. Chronobiology international. 2016 Nov 25;33(10):1391-9.

143   Sun SS, Liang R, Huang TT, Daniels SR, Arslanian S, Liu K, Grave GD, Siervogel RM. Childhood obesity predicts adult metabolic syndrome: the Fels Longitudinal Study. The Journal of pediatrics. 2008 Feb 1;152(2):191-200.

144   Garibyan L, Fisher DE. How sunlight causes melanoma. Current oncology reports. 2010 Sep;12(5):319-26.

145   John EM, Dreon DM, Koo J, Schwartz GG. Residential sunlight exposure is associated with a decreased risk of prostate cancer. The Journal of steroid biochemistry and molecular biology. 2004 May 1;89:549-52.

146   Johnson RS, Titze J, Weller R. Cutaneous control of blood pressure. Current opinion in nephrology and hypertension. 2016 Jan;25(1):11.

147   Lambert GW, Reid C, Kaye DM, Jennings GL, Esler MD. Effect of sunlight and season on serotonin turnover in the brain. The Lancet. 2002 Dec 7;360(9348):1840-2.

148   Nall R. What are the benefits of sunlight? Healthline https://www. Healthline. Com/health/depression/benefits-sunlight# mental-health Accessed. 2019 Aug;10.

149   Thor P, Krolczyk G, Gil K, Zurowski D, Nowak L. Melatonin and serotonin effects. J Physiol Pharmacol. 2007;58:97-105.

150   Dijk DJ, Cajochen C. Melatonin and the circadian regulation of sleep initiation, consolidation, structure, and the sleep EEG. Journal of biological rhythms. 1997 Dec;12(6):627-35.

151   Kraemer WJ, Noble BJ, Clark MJ, Culver BW. Physiologic responses to heavy-resistance exercise with very short rest periods. International journal of sports medicine. 1987 Aug;8(04):247-52.

152   Kass LR. Ageless bodies, happy souls: biotechnology and the pursuit of perfection. The New Atlantis. 2003 Apr 1(1):9-28.

153   Cincotta J. Light up Your Health: Understanding the Impact of Sunlight Exposure and Artificial Light on Health and Well-Being.

154   Kohyama J. A newly proposed disease condition produced by light exposure during night: Asynchronization. Brain and Development. 2009 Apr 1;31(4):255-73.

155   Bryant PA, Trinder J, Curtis N. Sick and tired: does sleep have a vital role in the immune system? Nature Reviews Immunology. 2004 Jun;4(6):457-67.

156   Coelho J, Lopez R, Richaud A, Buysse DJ, Wallace ML, Philip P, Micoulaud-Franchi JA. Toward a multi-lingual diagnostic tool for the worldwide problem of sleep health: The French RU-SATED validation. Journal of psychiatric research. 2021 Nov 1;143:341-9.

157   Jackson ML, Howard ME, Barnes M. Cognition and daytime functioning in sleep-related breathing disorders. Progress in brain research. 2011 Jan 1;190:53-68.

158   Nowson CA, McGrath JJ, Ebeling PR, Haikerwal A, Daly RM, Sanders KM, Seibel MJ, Mason RS. Vitamin D and health in adults in Australia and New Zealand: a position statement. Medical Journal of Australia. 2012 Jun;196(11):686-7.

159   Borkum JM. Migraine triggers and oxidative stress: a narrative review and synthesis. Headache: The Journal of Head and Face Pain. 2016 Jan;56(1):12-35.

160   MacKie RM, Elwood JM, Hawk JL. Links between exposure to ultraviolet radiation and skin cancer: a report of the Royal College of Physicians. Journal of the Royal College of Physicians of London. 1987 Apr;21(2):91.

161   Pail G, Huf W, Pjrek E, Winkler D, Willeit M, Praschak-Rieder N, Kasper S. Bright-light therapy in the treatment of mood disorders. Neuropsychobiology. 2011;64(3):152-62.

162   Smilowska K, Van Wamelen DJ, Schoutens A, Meinders MJ, Bloem BR. Blue light therapy glasses in Parkinson's disease: patients' experience. Parkinson's Disease. 2019 Jun 18;2019.

163   Strong RE, Marchant BK, Reimherr FW, Williams E, Soni P, Mestas R. Narrow-band blue-light treatment of seasonal affective disorder in adults and the influence of additional nonseasonal symptoms. Depression and anxiety. 2009Mar;26(3):273-8.

164   Van Maanen A, Meijer AM, van der Heijden KB, Oort FJ. The effects of light therapy on sleep problems: a systematic review and meta-analysis. Sleep medicine reviews. 2016 Oct 1;29:52-62.

165   Glickman G, Byrne B, Pineda C, Hauck WW, Brainard GC. Light therapy for seasonal affective disorder with blue narrow-band light-emitting diodes (LEDs). Biological psychiatry. 2006 Mar 15;59(6):502-7.

166   Lougheed T. Hidden blue hazard? LED lighting and retinal damage in rats. 2014.

167   White S, White G. Slave clothing and African-American culture in the eighteenth and nineteenth centuries. Past & present. 1995 Aug 1(148):149-86.

168   Miller ML. Slaves to fashion. Duke University Press; 2009 Oct 8.

169   Brew ML. AMERICAN CLOTHING CONSUMPTION, 1879—1909. The University of Chicago; 1946.

170   McKay GD, Goldie PA, Payne WR, Oakes BW. Ankle injuries in basketball: injury rate and risk factors. British journal of sports medicine. 2001 Apr 1;35(2):103-8.

171   Meisler JG. Toward optimal health: the experts discuss foot care. 1998.

172   Mishra E, Jena S, Bhoi C, Arunachalam T, Panda SK. Effect of high heel gait on hip and knee-ankle-foot rollover characteristics while walking over inclined surfaces—A pilot study. The Foot. 2019 Sep 1;40:8-13.

173   Zöllner AM, Pok JM, McWalter EJ, Gold GE, Kuhl E. On high heels and short muscles: a multiscale model for sarcomere loss in the gastrocnemius muscle. Journal of theoretical biology. 2015 Jan 21;365:301-10.

174   O'Hern M. "Hugged as a viper to the bosom": Antebellum corset reform and the question of authority (Doctoral dissertation, University of Maryland, College Park).

175   Liu S, Hammond SK, Rojas-Cheatham A. Concentrations and potential health risks of metals in lip products. Environmental Health Perspectives. 2013 Jun;121(6):705-10.

176   Pérez-Granados AM, Vaquero MP. Silicon, aluminium, arsenic and lithium: essentiality and human health implications. Journal of Nutrition Health and Aging. 2002 Jan 1;6(2):154-62.

177   Irigaray P, Newby JA, Clapp R, Hardell L, Howard V, Montagnier L, Epstein S, Belpomme D. Lifestyle-related factors and environmental agents causing cancer: an overview. Biomedicine & Pharmacotherapy. 2007 Dec 1;61(10):640-58.

178   Welling R, Beaumont JJ, Petersen SJ, Alexeeff GV, Steinmaus C. Chromium VI and stomach cancer: a meta-analysis of the current epidemiological evidence. Occupational and environmental medicine. 2015 Feb 1;72(2):151-9.

179   Finkelstein Y, Markowitz ME, Rosen JF. Low-level lead-induced neurotoxicity in children: an update on central nervous system effects. Brain Research Reviews. 1998 Jul 1;27(2):168-76.

180   Pinto E, Paiva K, Carvalhido A, Almeida A. Elemental impurities in lipsticks: results from a survey of the Portuguese and Brazilian markets. Regulatory Toxicology and Pharmacology. 2018 Jun 1;95:307-13.

181   Rai A, Agarwal S, Bharti S, Ambedakar BB. Postural effect of back packs on school children: its consequences on their body posture. Int J Health Sci Res. 2013;3(10):109-6.

182   Foster RA. Male genital system. Jubb, Kennedy & Palmer's Pathology of Domestic Animals: Volume 3. 2016:465.

183   Grossman MG, Ducey SA, Nadler SS, Levy AS. Meralgia paresthetica: diagnosis and treatment. JAAOS-Journal of the American Academy of Orthopaedic Surgeons. 2001 Sep 1;9(5):336-44.

184   Bessa O. Tight pants syndrome: a new title for an old problem and often encountered medical problem. Archives of Internal Medicine. 1993 Jun 14;153(11):1396.

185   Ito S. High-intensity interval training for health benefits and care of cardiac diseases-the key to an efficient exercise protocol. World journal of cardiology. 2019 Jul 26;11(7):171.

186   Shiraev T, Barclay G. Evidence based exercise: Clinical benefits of high intensity interval training. Australian family physician. 2012 Dec;41(12):960-2.

187   Smith AE, Walter AA, Graef JL, Kendall KL, Moon JR, Lockwood CM, Fukuda DH, Beck TW, Cramer JT, Stout JR. Effects of β-alanine supplementation and high-intensity interval training on endurance performance and body composition in men; a double-blind trial. Journal of the International Society of Sports Nutrition. 2009 Dec;6(1):1-9.

188   Ito S. High-intensity interval training for health benefits and care of cardiac diseases-the key to an efficient exercise protocol. World journal of cardiology. 2019 Jul 26;11(7):171.

189   Smirmaul BP, Arena R. The urgent need to sit less and move more during the COVID-19 pandemic. Journal of cardiopulmonary rehabilitation and prevention. 2020 Sep;40(5):287.

190   Moffet H, Hagberg M, Hansson-Risberg E, Karlqvist LJ. Influence of laptop computer design and working position on physical exposure variables. Clinical Biomechanics. 2002 Jun 1;17(5):368-75.

191   Tumblin J, Turk G. LCIS: A boundary hierarchy for detail-preserving contrast reduction. InProceedings of the 26th annual conference on Computer graphics and interactive techniques 1999 Jul 1 (pp. 83-90).

192   Durairajanayagam D, Sharma RK, Plessis SS, Agarwal A. Testicular heat stress and sperm quality. InMale infertility 2014 (pp. 105-125). Springer, New York, NY.

193   Pelaseyed T, Bergström JH, Gustafsson JK, Ermund A, Birchenough GM, Schütte A, van der Post S, Svensson F, Rodríguez-Piñeiro AM, Nyström EE, Wising C. The mucus and mucins of the goblet cells and enterocytes provide the first defense line of the gastrointestinal tract and interact with the immune system. Immunological reviews. 2014 Jul;260(1):8-20.

194   Maher-Loughnan GP, MacDonald N, Mason AA, Fry L. Controlled trial of hypnosis in the symptomatic treatment of asthma. British Medical Journal. 1962 Aug 11;2(5301):371.

195   Willits RK, Saltzman WM. Synthetic polymers alter the structure of cervical mucus. Biomaterials. 2001 Mar 1;22(5):445-52.

196   Ijssennagger N, Belzer C, Hooiveld GJ, Dekker J, van Mil SW, Müller M, Kleerebezem M, van der Meer R. Gut microbiota facilitates dietary heme-induced epithelial hyperproliferation by opening the mucus barrier in colon. Proceedings of the National Academy of Sciences. 2015 Aug 11;112(32):10038-43.

197   Cher I. A new look at lubrication of the ocular surface: fluid mechanics behind the blinking eyelids. The ocular surface. 2008 Apr 1;6(2):79-86.

198   Lichtenberger LM. The hydrophobic barrier properties of gastrointestinal mucus. Annual review of physiology. 1995 Mar;57(1):565-83.

199   Wang BX, Wu CM, Ribbeck K. Home, sweet home: how mucus accommodates our microbiota. The FEBS journal. 2021 Mar;288(6):1789-99.

200   Wlodarska M, Luo C, Kolde R, d'Hennezel E, Annand JW, Heim CE, Krastel P, Schmitt EK, Omar AS, Creasey EA, Garner AL. Indoleacrylic acid produced by commensal peptostreptococcus species suppresses inflammation. Cell host & microbe. 2017 Jul 12;22(1):25-37.

201   Lopez E, Shattock RJ, Kent SJ, Chung AW. The multifaceted nature of immunoglobulin A and its complex role in HIV. AIDS research and human retroviruses. 2018 Sep 1;34(9):727-38.

202   Maresso AW. Innate Immunological Defenses Against Bacterial Attack. InBacterial Virulence 2019 (pp. 31-46). Springer, Cham.

203   Mileti DS, Sorensen JH. Communication of emergency public warnings. Landslides. 1990 Aug;1(6):52-70.

204 Gupta R. Absence of Interleukin-6 Protects Bone Marrow Erythroid Recovery Under Inflammation, a Process Inhibited by Iron Mediated ROS (Reactive Oxygen Species) Upregulation (Doctoral dissertation, Weill Medical College of Cornell University). 2017.

205 Fissel JA. THE INFLUENCE OF BACE1 EXPRESSION ON THE RECRUITMENT OF MACROPHAGES TO THE INJURED PERIPHERAL NERVE (Doctoral dissertation, Johns Hopkins University). 2020.

206 Irimia D, Wang X. Inflammation-on-a-chip: probing the system ex vivo. Trends in biotechnology. 2018 Sep 1;36(9):9 23-37.

207 Chang C, Gershwin immune ME. Integrative medicine in allergy and immunology. Clinical reviews in allergy & immunology. 2013 Jun;44(3):208-28.

208 Delgado AV, McManus AT, Chambers JP. Production of tumor necrosis factor-alpha, interleukin 1-beta, interleukin 2, and interleukin 6 by rat leukocyte subpopulations after exposure to substance P. Neuropeptides. 2003 Dec 1;37(6):355-61.

209 Nicholson LB. The immune system. Essays in biochemistry. 2016 Oct 31;60(3):275-301.

210 Bultman MW, Fisher FS, Pappagianis D. The ecology of soil-borne human pathogens. InEssentials of medical geology 2013 (pp. 477-504). Springer, Dordrecht.

211 Huang Y, Leobandung W, Foss A, Peppas NA. Molecular aspects of muco-and bioadhesion: Tethered structures and site-specific surfaces. Journal of controlled release. 2000 Mar 1;65(1-2):63-71.

212 Sirisinha S. The potential impact of gut microbiota on your health: Current status and future challenges. Asian Pac J Allergy Immunol. 2016 Dec 1;34(4):249-64.

213 Stanford J, Charlton K, Stefoska-Needham A, Zheng H, Bird L, Borst A, Fuller A, Lambert K. Associations among plant-based diet quality, uremic toxins, and gut microbiota profile in adults undergoing hemodialysis therapy. Journal of Renal Nutrition. 2021 Mar 1;31(2):177-88.

214 Anagnostopoulos DA, Tsaltas D. Fermented foods and beverages. InInnovations in Traditional Foods 2019 Jan 1 (pp. 257-291). Woodhead Publishing.

215 STORY M. How I Cured My Crohn's Disease.

216 Wastyk HC, Fragiadakis GK, Perelman D, Dahan D, Merrill BD, Feiqiao BY, Topf M, Gonzalez CG, Van Treuren W, Han S, Robinson JL. Gut-microbiota-targeted diets modulate human immune status. Cell. 2021 Aug 5;184(16):4137-53.

217 Markel H. John Harvey Kellogg and the pursuit of wellness. JAMA. 2011 May 4;305(17):1814-5.

218 Edlund A, Santiago-Rodriguez TM, Boehm TK, Pride DT. Bacteriophage and their potential roles in the human oral cavity. Journal of oral microbiology. 2015 Jan 1;7(1):27423.

219 Buonanno G, Stabile L, Morawska L. Estimation of airborne viral emission: Quanta emission rate of SARS-CoV-2 for infection risk assessment. Environment international. 2020 Aug 1;141:105794.

220 Baraniuk JN. Subjective nasal fullness and objective congestion. Proceedings of the American Thoracic Society. 2011 Mar 1;8(1):62-9.

221 Jones MG, Tretter T, Taylor A, Oppewal T. Experienced and novice teachers' concepts of spatial scale. International Journal of Science Education. 2008 Feb 26;30(3):409-29.

222 Zhang N, Chen W, Chan PT, Yen HL, Tang JW, Li Y. Close contact behavior in indoor environment and transmission of respiratory infection. Indoor air. 2020 Jul;30(4):645-61.

223 Sanchis-Gomar F, Lavie CJ, Mehra MR, Henry BM, Lippi G. Obesity and outcomes in COVID-19: when an epidemic and pandemic collide. InMayo Clinic Proceedings 2020 Jul 1 (Vol. 95, No. 7, pp. 1445-1453). Elsevier.

224 Mytton OT, Boyland E, Adams J, Collins B, O'Connell M, Russell SJ, Smith K, Stroud R, Viner RM, Cobiac LJ. The potential health impact of restricting less-healthy food and beverage advertising on UK television between 05.30 and 21.00 hours: A modelling study. PLoS medicine. 2020 Oct 13;17(10):e1003212.

225 Ojiogu AN, Onyia FC. TESTICULAR AND HEPATIC TOXICITY OF MONOSODIUM GLUTAMATE ON ADULT WISTAR RATS (Doctoral dissertation, Godfrey Okoye University).

226 Gibbs WW. Gaining on fat. Scientific American. 1996 Aug 1;275(2):88-94.

227 Sanigorski AM, Bell AC, Swinburn BA. Association of key foods and beverages with obesity in Australian schoolchildren. Public health nutrition. 2007 Feb;10(2):152-7.

228 Coon KA, Tucker KL. Television and children's consumption patterns. Minerva Pediatr. 2002;54(5):423-36.

229 Kiefer I, Rathmanner T, Kunze M. Eating and dieting differences in men and women. Journal of Men's Health and Gender. 2005 Jun;2(2):194-201.

230 Schreier H, Chen E. Socioeconomic status and the health of youth: a multilevel, multidomain approach to conceptualizing pathways. Psychological bulletin. 2013 May;139(3):606.

231 Cleator J, Abbott J, Judd P, Sutton C, Wilding JP. Night eating syndrome: implications for severe obesity. Nutrition & diabetes. 2012 Sep;2(9):e44-.

232 Kardan O, Gozdyra P, Misic B, Moola F, Palmer LJ, Paus T, Berman MG. Neighborhood greenspace and health in a large urban center. Scientific reports. 2015 Jul 9;5(1):1-4.

233 Ulrich RS. View through a window may influence recovery from surgery. Science. 1984 Apr 27;224(4647):420-1.

234 Willig AL, Morrow C, Rodriguez M, Overton E. Diet Quality and Obesity Impact Gut Microbial Composition in Older Adults Living with HIV (E02-01).

235 Paturi G, Butts CA, Bentley-Hewitt KL. Influence of dietary avocado on gut health in rats. Plant Foods for Human Nutrition. 2017 Sep;72(3):321-3.

236 Carranza-Madrigal J, Herrera-Abarca JE, Alvizouri-Muñoz M, Alvarado-Jimenez MD, Chavez-Carbajal F. Effects of a vegetarian diet vs. a vegetarian diet enriched with avocado in hypercholesterolemic patients. Archives of medical research. 1997 Jan 1;28(4):537-41.

237   Zhu L, Huang Y, Edirisinghe I, Park E, Burton-Freeman B. Using the avocado to test the satiety effects of a fat-fiber combination in place of carbohydrate energy in a breakfast meal in overweight and obese men and women: a randomized clinical trial. Nutrients. 2019 May;11(5):952.

238   Wing YM, Yu BM, Ming HW. Use of food waste, fish waste and food processing waste for China's aquaculture industry: Needs and challenge. Science of The Total Environment. 2018;635-643.

239   Eaton BS, M, Shostak M. Stone agers in the fast lane: Chronic degenerative diseases in evolutionary perspective. The American Journal of Medicine. 1988; 739-749.

240   Seligman MEP, Pawelski JO. Positive Psychology: FAQs. Psychological 2003;14(2), 159–163.

241   Foley PB. Dopamine in psychiatry: a historical perspective. J Neural Transm. 2019;126, 473–479.

242   Michely J, Viswanathan S, Hauser TU. The role of dopamine in dynamic effort-reward integration. Neuropsychopharmacol. 2020;45, 1448–1453.

243   Dobkin BH, Dorsch A. New Evidence for Therapies in Stroke Rehabilitation. Curr Atheroscler Rep. 2013;15, 331.

244   Wang GJ, Geliebter A, Volkow ND, Telang FW, Logan J, Jane MC, Galanti K, Selig PA, Han H, Zhu W, Wong CT, Fowler JS. Enhanced Striatal Dopamine Release During Food Stimulation in Binge Eating Disorder. Obesity. 2011;19: 1601-1608.

245   Stark C. The Impact of Sexual Satisfaction on the Relationship Between Work-Life Balance and Workplace Wellbeing. Adler University. ProQuest Dissertations Publishing, 2020. 28001865.

246   Pompili M, Lester D, Innamorati M, Tatarelli R, Girardi P. Assessment and treatment of suicide risk in schizophrenia. Expert Rev Neurother. 2008;8(1):51-74.

247   Rueve ME, Welton RS. Violence and mental illness. Psychiatry (Edgmont). 2008;5(5):34-48.

248   "Mead MN. Benefits of sunlight: a bright spot for human health [published correction appears in Environ Health Perspect. 2008 May;116(5):A197].

249   Meeusen R, Piacentini MF, Meirleir KD. Brain Microdialysis in Exercise Research. Sports Med 31, 2001; 965–983

250   Stasi C, Bellini M, Bassotti G. Serotonin receptors and their role in the pathophysiology and therapy of irritable bowel syndrome. Tech Coloproctol. 2014; 18, 613–621.

251   Katri P, Nora S, Riitta K. Diet promotes sleep duration and quality, Nutrition Research. 2012; Pages 309-319.

252   Thielke LE, Udell MAR. The role of oxytocin in relationships between dogs and humans and potential applications for the treatment of separation anxiety in dogs. Biol Rev, 2017; 92: 378-388.

253   Moira M, Nicolas P, Anthony L, De Timary P, Olivier L. Oxytocin not only increases trust when money is at stake, but also when confidential information is in the balance, Biological Psychology. 2010, Pages 182-184, 184.

254   Kathleen, CL Karen MG, Janet AA. More frequent partner hugs and higher oxytocin levels are linked to lower blood pressure and heart rate in premenopausal women. Biological Psychology, 2005; Vol 69(1):Pages 5-21.

255   Boccia ML, Melton K, Larson M. An overview of the use of oxytocin measures in leisure studies, Journal of Leisure Research, 2020; 51:3, 366-376.

256   Chirag S, Swarna A. Happy Chemicals and How to Hack Them. 2021 May 3.

257   Trappe H. The effects of music on the cardiovascular system and cardiovascular health. Heart 2010;96:1868-1871.

258   Mathew J, Paulose CS. The healing power of well-being. Acta Neuropsychiatrica. Cambridge University Press; 2011;23(4):145–55.

259   Berk R. THE ACTIVE INGREDIENTS IN HUMOR: PSYCHOPHYSIOLOGICAL BENEFITS AND RISKS FOR OLDER ADULTS, Educational Gerontology.2021; 27:3-4, 323-339.

260   Babar A, Naser AA, Saiba S, Aftab A, Shah AK, Firoz A. Essential oils used in aromatherapy: A systemic review, Asian Pacific Journal of Tropical Biomedicine. 2015; Vol 5(8) Pg:601-611.

261   Nathaniel MM. Benefits of sunlight: a bright spot for human health Environmental health perspectives. 2008;116 (4), A160-A167

262   Harber VJ, Sutton JR. Endorphins and Exercise. Sports Medicine. 1984;1, 154–171.

263   Souvik D, Payel B, Ritwik G, Subhankar C, Mahua JD, Subham C, Durjoy L, Carl JL. Psychosocial impact of COVID-19, Diabetes & Metabolic Syndrome: Clinical Research & Review. 2020; Vol 14:5.

264   Himle JA, Chatters LM, Taylor RJ, Nguyen A. The relationship between obsessive-compulsive disorder and religious faith: Clinical characteristics and implications for treatment. Psychology of Religion and Spirituality. 2011 3(4), 241–258.

265   Goldschmid V. Can Gratitude Help Your Bones And Your Health? 2015, November 23.

266   Emmons RA, Stern R. Gratitude as a Psychotherapeutic Intervention. J. Clin. Psychol., 2013; 69: 846-855.

267   Alex MW, Jeffrey JF, Adam WA. Gratitude and well-being: A review and theoretical integration, Clinical Psychology Review. 2010;30:7, 890-905.

268   Sheldon KM, Lyubomirsky S. How to increase and sustain positive emotion: The effects of expressing gratitude and visualizing best possible selves, The Journal of Positive Psychology. 2006;1:2, 73-82.

269   Waters L. A Review of School-Based Positive Psychology Interventions. The Australian Educational and Developmental Psychologist. Cambridge University Press; 2011;28(2):75–90.